OPD-2 Modul – Abhängigkeitserkrankungen

OPD-2 – Modul Abhängigkeitserkrankungen

Arbeitskreis OPD – Abhängigkeitserkrankungen
und Arbeitskreis OPD

Programmbereich Psychiatrie

Arbeitskreis OPD –
Abhängigkeitserkrankungen
und Arbeitskreis OPD

OPD-2 – Modul Abhängigkeitserkrankungen

Das Diagnostik-Manual

Anwendungen der Operationalisierten
Psychodynamischen Diagnostik 1

2., korrigierte Auflage

unter Mitarbeit von V. Albertini, A. Dieckmann, L. Forschner, Th. Jakobsen, D. Nitzgen, J.-H. Obendiek, H. Sporn, D. Tabatabai und K. von Ploetz

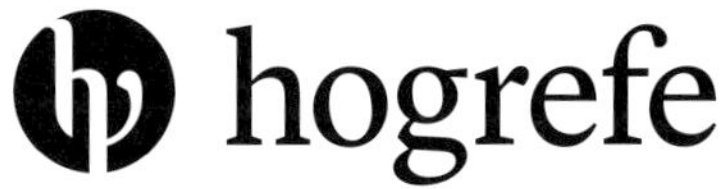

Geschützte Warennamen (Warenzeichen) werden nicht besonders kenntlich gemacht. Aus dem Fehlen eines solchen Hinweises kann also nicht geschlossen werden, dass es sich um einen freien Warennamen handelt.

Bibliografische Information der Deutschen Nationalbibliothek
Die Deutsche Nationalbibliothek verzeichnet diese Publikation in der Deutschen Nationalbibliografie; detaillierte bibliografische Daten sind im Internet über http://www.dnb.de abrufbar.

Anregungen und Zuschriften bitte an:
Hogrefe AG
Lektorat Medizin/Psychiatrie
Länggass-Strasse 76
3000 Bern 9
Schweiz
Tel: +41 31 300 45 00
E-Mail: verlag@hogrefe.ch
Internet: http://www.hogrefe.ch

Lektorat: Susanne Ristea
Bearbeitung: Ulrike Boos, Freiburg
Herstellung: Daniel Berger
Umschlag: Claude Borer, Riehen
Satz: Claudia Wild, Konstanz
Druck und buchbinderische Verarbeitung: Finidr s. r. o., Český Těšín
Printed in Czech Republic

2., korrigierte Auflage 2017

(E-Book-ISBN_PDF 978-3-456-95805-7)
(E-Book-ISBN_EPUB 978-3-456-75805-3)
ISBN 978-3-456-85805-0
http://doi.org/10.1024/85805-000

Inhalt

Arbeitskreis OPD – Abhängigkeitserkrankungen

Valentina Albertini, Dipl.-Psych., Psychologische Psychotherapeutin, Tiefenpsychologie, Psychoanalyse, Gruppenanalyse, Lehrbeauftragte der IPU (International Psychoanalytic University),
in eigener Praxis Bayerische Str. 2, 10707 Berlin
valentina.albertini@gmx.de

Andreas Dieckmann, Dr. med., Facharzt für Neurologie und Psychiatrie/Psychotherapie/Psychoanalyse/Sozialmedizin
Chefarzt der Vivantes Entwöhnungstherapie
Hartmut-Spittler-Fachklinik am AVK, Paarener Str. 22, 13589 Berlin
www.psychotherapiedieckmann.de

Lukas Forschner, Dr. med. Ärztlicher Psychotherapeut, Praktischer Arzt, Suchtmedizin, Sozialmedizin, Chefarzt Medinet GmbH Fachklinik Alte Ölmühle, Berliner Chaussee 66, 39114 Magdeburg
dr.l.forschner@medinet-gmbh.de

Thorsten Jakobsen, Dipl.-Psych. Psychologischer Psychotherapeut, Fachpsychologe FSP, Tiefenpsychologie, Psychoanalytiker IPA, Sprecher der OPD Abhängigkeit, OPD Koordinationsrat, Supervisor Ausbildungsanalytiker AZPP.
In eigener Praxis Gerbergasse 43, CH 4001 Basel
jakobsen@gmx.de

Dieter Nitzgen, M. A. Abteilungsleiter Psychotherapie, Rehabilitationsklinik Birkenbuck, Gruppenanalytiker, Supervisor (D3G, IGA/H, GAS).
Im Kalchen 20, 79379 Müllheim
dieter@Nitzgen.info

Jan-Hinrich Obendiek, Diplom-Pädagoge, Studium der Erziehungswissenschaften, Psychologie, Soziologie, Kinder- und Jugendlichenpsychotherapeut, Suchttherapeut, Lehrtherapeut für systemische Therapie, therapeutischer Leiter der Medinet GmbH Fachklinik Alte Ölmühle,
Berliner Chaussee 66, 39114 Magdeburg
J.-h.Obendiek@medinet-gmbh.de

Harald Sporn, Dr. phil., Diplom-Psychologe, Psychologischer Psychotherapeut, leitender Psychologe der Fachklinik Langenberg,
Krankenhausstr. 17, 42555 Velbert,
h.sporn@fachklinik-langenberg.de

Darius Chahmoradi Tabatabai, Facharzt für Psychiatrie und Psychotherapie, Ltd. Oberarzt der Vivantes Entwöhnungstherapie Hartmut-Spittler-Fachklinik am AVK
Rubensstr. 125, 12157 Berlin
darius.chahmoraditabatabai@vivantes.de

Klaus von Ploetz, Dr. med., Dr. phil., Facharzt für Neurologie und Psychiatrie, Facharzt für psychosomatische Medizin, Facharzt für Kinder-und Jugendpsychiatrie. Psychotherapie und Psychoanalyse, Systemische Familientherapie (IGST) Chefarzt der Barbarossa Klinik Kelbra,
Langestr.111, 06537 Kelbra.
klaus.von.ploetz@googlemail.com

Arbeitskreis OPD

Sprecher der OPD:
Manfred Cierpka, Heidelberg

Koordinationsausschuss:
Cord Benecke, Kassel
Peter Buchheim, München
Reiner W. Dahlbender, Bad Saulgau
Harald Freyberger, Greifswald
Tilman Grande, Heidelberg
Gereon Heuft, Münster
Thorsten Jakobsen, Basel
Paul L. Jansen, Dortmund
Franz Resch, Heidelberg
Gerd Rudolf, Heidelberg
Henning Schauenburg, Heidelberg
Wolfgang Schneider, Rostock
Gerhard Schüßler, Innsbruck
Michael Stasch, Heidelberg
Mathias von der Tann, London

Achsensprecher:
Achse I: Wolfgang Schneider, Rostock
Achse II: Manfred Cierpka, Heidelberg
Achse III: Gerhard Schüßler, Innsbruck
Achse IV: Gerd Rudolf, Heidelberg
Achse V: Harald J. Freyberger, Greifswald

Alle nationalen und internationalen Mitglieder:
siehe www.opd-online.net

Danksagung

Die Arbeitsgruppe «Abhängigkeitserkrankungen» hat in den letzten Jahren um das vorliegende Manuskript gerungen und hätte dies niemals geschafft ohne die große Unterstützung, welche sie von vielen Seiten erfahren hat.

Vor allem und in besonderer Weise sind dabei die Mitautoren, der OPD-Arbeitskreis, zu nennen, der neben der praktischen Hilfe uns vor allem mit Ideen und konstruktiver Kritik begleitete und dessen Vorarbeiten für uns die wichtigste Grundlage für die gesamte weitere Arbeit war. Darüber hinaus ist es sehr hilfreich gewesen, die Vorstufen der Arbeit immer wieder in der großen internationalen «Familie» der OPD vorstellen und diskutieren zu können.

Zudem wurden wir von den Kliniken der Arbeitsgruppenmitglieder unterstützt und gefördert, wofür wir sehr dankbar sind, da die Entwicklung mit regelmäßigen Treffen und praktischen Erprobungen verbunden war. Darüber hinaus danken wir dem buss für die Nutzung seiner Räumlichkeiten und die Einladungen zu den Tagungen, auf welchen wir mit Fachkollegen diskutieren konnten.

Thorsten Jakobsen
im Namen der OPD-Arbeitsgruppe «Abhängigkeitserkrankungen»

Vorwort: Diagnostik und Therapieplanung der Abhängigkeitserkrankungen mit der OPD-2

M. Cierpka, G. Rudolf, D. Nitzgen und Th. Jakobsen

Das vorliegende Modul Abhängigkeitserkrankungen stellt eine Ergänzung zur Operationalisierten Psychodynamischen Diagnostik («OPD-2») bei stoffbezogenem Missbrauch oder Abhängigkeit dar. Einerseits waren die theoretischen Arbeiten der OPD-2 der Ausgangspunkt zu weiteren Überlegungen, andererseits orientiert sich das vorliegende Modul auch konkret an der Manualisierung und Operationalisierung der OPD-2.

Die Entwicklung einer Abhängigkeit spielt sich vor dem Hintergrund der Persönlichkeit ab, dabei wird die Abhängigkeit ebenso durch diese Persönlichkeit mit ihren Beziehungsinteraktionen, ihren inneren Konflikten und ihren strukturellen Fähigkeiten bestimmt wie durch das Konsumverhalten selbst. Auch für die Abhängigkeitserkrankungen gilt deshalb, dass die OPD-2 als Grundlage zur psychodynamischen Diagnostik der Abhängigkeit und für die Therapieplanung genutzt werden kann. Eine hinreichende Diagnostik der Abhängigkeitsentwicklung ohne eine Diagnostik der Persönlichkeit ist für die psychodynamische Psychotherapie nicht denkbar. Dies gilt sowohl für das Verständnis der Entstehung der Abhängigkeit und der Auseinandersetzung mit den Folgen als auch bei der Therapie für den ambulanten und stationären Versorgungsbereich. Durch den praktischen Einsatz ist zu hoffen, dass ein genaueres Verständnis darüber entsteht, wie die Persönlichkeit mit der Abhängigkeit interagiert. Grundsätzlich zu berücksichtigen ist dabei aber, dass sich die Persönlichkeit mit zunehmendem Konsum psychotroper Substanzen deutlich verändern kann. Die psychischen Voraussetzungen und die psychischen Folgen des Konsumverhaltens sind wechselseitig aufeinander bezogen, was als «zirkuläre» Kausalität verstanden werden kann (siehe Fuchs, 2008). Dies erweitert den bisherigen diagnostischen und therapeutischen Ansatz der OPD-2.

Auf der Basis der in der OPD-2 erfolgten Fokusauswahl, der Suchtdynamik und der Stellungnahme des Patienten kann dann das weitere ambulante wie stationäre therapeutische Vorgehen konzeptualisiert werden. Die Verknüpfung der Foki aus der Grundpersönlichkeit mit der entstandenen Suchtdynamik in der Suchtspirale bildet die Grundlage für die Entscheidung, welche Aspekte behandlungstechnisch im Vordergrund stehen.

Bisherige psychodynamische Ansätze zum Verständnis der Abhängigkeitserkrankungen

Abhängigkeit und Sucht waren im Anschluss an Freuds frühe Experimente mit Kokain (vgl. Nitschke, 2008) immer wieder Gegenstand vielfältiger psychoanalytischer Überlegungen. Es gibt bis heute allerdings weder ein einheitliches psychodynamisches Modell der Abhängigkeitserkrankungen noch empirische Belege für die Annahme einer suchtspezifischen Persönlichkeitsstruktur (Driessen u. Hill, 1998). Für die Genese der Abhängigkeitserkrankung ist davon auszugehen, dass «die so uniform erscheinende manifeste Abhängigkeit die gemeinsame Endstrecke sehr heterogener ätiopathogenetischer Prozesse darstellt» (Kunzke, Strauß u. Burscheidt, 2002, S. 233).

Ausgangspunkt für ein spezifisch psychodynamisches Verständnis von Abhängigkeit und Sucht ist gleichwohl die klinisch begründete Beobachtung, dass «die psychische Wirkung von Alkohol und Drogen im Einzelfall verschieden [ist], je nachdem welche intrapsychische Struktur dem Abusus jeweils zugrunde liegt» (Kernberg, 1975, S. 255). In diesem Sinne hat auch Krause mit Verweis auf Hoppers Arbeit zur

Drogensucht (Hopper, 1995) betont, «dass die spezifische pharmakologische Wirkung und die mit ihr verbundenen Rituale der Anwendung der Drogen selektiv benutzt werden, um ebenso spezifische Phantasien zu induzieren, aufrechtzuerhalten und gleichzeitig zu kontrollieren» (Krause, 1997, S. 17). Insofern ist es ihm zufolge «naiv anzunehmen, die pharmakologische Wirkung sei von den Phantasien, zu deren Handhabung sie eingesetzt wird, unabhängig». Sie ist vielmehr immer ein «kompliziertes Mischungsverhältnis der Wirkung der Phantasien und des mit ihnen verbundenen Affekts und des Gifts» (Krause, 1997, S. 17).

Das psychodynamische Paradigma eröffnet unterschiedliche und zum Teil komplementäre klinische Perspektiven für das Verständnis und die Behandlung von Patienten mit Abhängigkeitserkrankungen. Bei diesen handelt es sich zumeist um ein komplexes «Ineinander von Konflikt- und Strukturpathologie» (Lindner, 1998, S. 133). In der Literatur werden bei solchen Patienten folgende klinische Merkmale beschrieben:

- **ein System der Verleugnung** der negativen Konsequenzen der körperlichen und/oder psychischen Abhängigkeit und ihrer Folgen im Sinne einer komplexen **unbewussten Abwehrorganisation** (Johnson, 2003)
- **ein erhöhtes Ausmaß von «Impulsivität»** im Sinne von Fenichels Klassifikation der Süchte als Untergruppe der «Impulsneurosen» (Fenichel, 1945, 1977, Bd. II, S. 276 ff.). «Impulsive Triebregungen werden nicht wie Zwänge erfahren. Sie werden jedoch nicht so erlebt, wie Normale ihre Triebregungen erleben. Sie verraten eine charakteristische Unwiderstehlichkeit […]. Die Unwiderstehlichkeit drückt sich darin aus, dass die betreffenden Patienten keine Spannungen ertragen können. Was immer sie brauchen, müssen sie sofort haben.» (Fenichel, 1945, 1977, Bd. II, S. 246)
- **die Neigung, Substanzkonsum als Beziehungsersatz zu verwenden** im Sinne der von Winnicott (1958) beschriebenen «Unfähigkeit, allein zu sein» bzw. der von Voigtel (1996) thematisierten «Überlassung an das unbelebte Objekt»
- **eine eingeschränkte Fähigkeit zur Affekttoleranz, -regulierung und -symbolisierung,** wie sie von Krystal und Raskin (1970) und

Krystal (1988) in Form der Schwierigkeit beschrieben worden ist, Gefühle wie Angst, Scham, Schuld und Wut wahrnehmen, tolerieren und verbalisieren zu können. Das Konsumverhalten erscheint danach auch als «**Selbstbehandlung**» (Khantzian, 1995) solcher Affektzustände oder auch als Versuch ihrer «**pharmakogenen Abwehr**» (Wurmser, 2000)

- **eine eingeschränkte Fähigkeit zur Selbstfürsorge** einschließlich der Regulierungsschwierigkeit von Beziehungen und Selbstwertgefühl, wie sie vor allem von Khantzian (1995) und Krystal (1995) beschrieben worden sind.

Zur psychodynamischen Funktion der Suchtmittel

Die Motive eines Substanzkonsums sind vielfältig. Sie können hedonistischer Natur sein und der Steigerung von Lust dienen oder aber der Abwehr von Unlust in Form körperlicher und/oder seelischer Schmerzen bzw. der Bewältigung sozialer und beruflicher Spannungen. Manchen Menschen dient der Konsum von Alkohol, Medikamenten und Drogen auch zur Befriedigung (selbst-)zerstörerischer Impulse. Allen genannten Motiven gemeinsam ist jedoch die psychodynamisch relevante Tatsache, dass sie jeweils persönlichkeitsspezifisch moderiert, d.h. durch die Persönlichkeit des Konsumenten beeinflusst werden, und zwar nicht nur bewusst, sondern auch vorbewusst und unbewusst. Die Gesamtheit dieser intrapsychischen Moderation kann man als die «psychodynamische Funktion» des Suchtmittels im Rahmen einer gegebenen Persönlichkeitsorganisation bezeichnen. Da diese Funktion immer auch unbewusste Aspekte beinhaltet, ist sie nicht unmittelbar zugänglich, sondern muss diagnostisch erst erschlossen werden.

Eine zentrale Annahme des Moduls Abhängigkeitserkrankungen ist die, dass das Konsumverhalten spezifische psychische Funktion(en) erfüllt, die sich an der individuellen Persönlichkeitsorganisation orientieren. Analog zu Wälders «Prinzip der mehrfachen Funktion des Ichs» (Wälder, 1930) kann man diesbezüglich auch vom Prinzip einer mehrfachen psychischen Funktion des Konsumverhaltens sprechen. Die Funktion des Suchtmittels für das psychische Funktionieren einer Person ist auch ein zentraler Aspekt der von Khantzian vertretenen Selbstmedikationshypothese (Khantzian, 1985, 1997, 2003).

Die in der OPD beschriebenen psychodynamischen Konstrukte eignen sich in besonderem Maße dazu, die psychodynamisch primäre Funktion der Suchtmittel zu erfassen und als Foki für die Therapieplanung zu nutzen. Besonders relevant in diesem Zusammenhang ist die Beobachtung, dass die psychische Funktion des Konsums im Verlauf der Erkrankung relativiert werden kann. Sie kann als solche in den Hintergrund treten, unscharf werden oder im Extremfall ihre Bedeutung für die Aufrechterhaltung des Krankheitsgeschehens weitgehend oder ganz verlieren. Es kann dann von einer Verselbständigung der Abhängigkeitserkrankung gegenüber ihren psychischen Voraussetzungen gesprochen werden. Anstelle der primären Kompensation der psychischen Voraussetzungen kommt es zu einer «sekundären» Kompensation der Krankheitsfolgen.

Mithilfe der für die Abhängigkeitserkrankungen erweiterten Achse I, den Achsen II (Beziehung), III (Konflikt) und IV (Struktur) OPD-2 lassen sich die erwähnten klinischen Aspekte sowohl integrieren als auch systematisieren und jeweils als Ausgangspunkte der Abhängigkeitsentwicklung beschreiben:

- Innerhalb der Achse I (**Krankheitsverständnis**) werden das Ausmaß und die Relevanz des Konsums abgeschätzt und besondere suchtspezifische Aspekte der Therapieaufnahme erfasst, was der Verleugnung entgegenwirkt und die Basis für die weitere Therapieplanung darstellt.
- Die Einbeziehung der Achse II der OPD (Beziehung) mit ihrer differenzierten Beschreibung ermöglicht es, **die Beziehungsgestaltung** von Patienten mit Abhängigkeitserkrankungen zu erfassen. Erste Vorüberlegungen thematisieren zudem die Ersetzung oder Veränderung realer Beziehungen im Suchtgeschehen (auch wenn sie noch keinen Eingang in das Modul Abhängigkeit gefunden haben).
- Gleichermaßen lassen sich mithilfe der Achse III (Konflikt) **unbewusste Konfliktspannungen** differenziert erfassen.
- Mithilfe der Achse IV (Struktur) lassen sich die **strukturellen Einschränkungen der Persönlichkeit** erfassen; also etwa die oben erwähnte eingeschränkte Fähigkeit zur Affekttoleranz bzw. die

Regulierung von Beziehung und Selbstwertgefühl. Diese sind anhand der Strukturachse gut abbildbar und ermöglichen so die empirische Erfassung und Überprüfung der von den verschiedenen Autoren dargestellten Überlegungen.

- Die mit der OPD erfassten Konflikte und strukturellen Defizite können auch Ausdruck einer komplexen «**Abwehrorganisation**» sein, die über einzelne Abwehrmechanismen hinaus strukturelle Dispositionen der Persönlichkeit umfasst (vgl. Nitzgen, 2003, 2008).

Damit kann das OPD-2-Manual in Verbindung mit dem Modul Abhängigkeit einen wesentlichen Beitrag zur empirischen Klärung der psychischen Voraussetzungen der Abhängigkeitserkrankungen leisten. Wir gehen davon aus, dass Einschränkungen im Bereich der Struktur, unbewusste Konfliktspannungen sowie spezifisch maladaptive Beziehungsmuster eine wesentliche Rolle im Rahmen der Entwicklung einer Abhängigkeitserkrankung spielen.

Die Erfassung der Folgen der Abhängigkeitserkrankung

Die Diagnostik der psychischen Voraussetzungen des Konsums bleibt ohne eine gleichzeitige Diagnostik seiner psychischen Folgen für die Persönlichkeitsorganisation unvollständig.

Die Erfassung der damit verbundenen Zirkularität von Krankheitsvoraussetzungen und Krankheitsfolgen bei den Abhängigkeitserkrankungen ist komplex und erfordert neue diagnostische Instrumente. Ein solches Instrument ist das Modell der Suchtspirale, das sowohl ein Modell der Suchtentwicklung als auch eine konkrete Erfassungshilfe darstellt.

Dabei handelt es sich um ein ergänzendes Konstrukt zum besseren Verständnis des Verlaufs und der Prozessdynamik von Abhängigkeitserkrankungen. Abgebildet und erfasst werden damit neben der Funktion des Konsums das Ausmaß der Konsumsteigerung, die Gewöhnung an den Konsum sowie die dadurch verursachten bio-psycho-sozialen Schäden. Im Krankheitsverlauf wird dann auch die entstehende sekundäre Funktion erfasst. In einer Zusammenschau wird zudem das Ausmaß der Verselbständigung des Krankheitsgeschehens eingeschätzt.

Der Verselbständigungsprozess wird mit der Suchtspirale im vorliegenden Modul beschrieben. Dazu werden die vier Aspekte der Suchtspirale und die sekundäre Funktion als Text unter Berücksichtigung der OPD-2-Foki formuliert. Damit soll es ermöglicht werden, die Dynamik der Suchterkrankung vor dem Hintergrund der Persönlichkeit knapp abzubilden. Zur systematischen Berücksichtigung werden dabei alle Aspekte auch quantifiziert. Dies mündet in der Einschätzung zur «Verselbständigung der Abhängigkeit».

Die Suchtspirale geht mit der Einbeziehung der Krankheitsfolgen und der individuellen Beschreibung des Umgangs mit dem Problem über die Achsen der OPD-2 hinaus und stellt damit einen weiteren Schritt auf die Therapie hin dar. Es bleibt zu hoffen, dass dieser Ansatz grundsätzlich auch jenseits der Abhängigkeitserkrankungen von Nutzen sein wird.

Das von H. Sporn (2002, 2003, 2005) konzeptualisierte Instrument der «Aneignung der Abhängigkeitserkrankung» ist ein zweites Instrument zur Erfassung der psychischen Folgen bei Patienten mit Abhängigkeitserkrankungen. Eingeschätzt wird damit die subjektive Aneignung der Krankheitsfolgen durch den Patienten. Die Aneignung ist dabei die komplexe subjektive Haltung des Patienten zu einer gegebenen Abhängigkeit. Sie kann auch verstanden werden als ein Prozess der Auseinandersetzung mit den Folgen der Abhängigkeit oder auch ihrer Verleugnung.

Die Therapieplanung

Was die Therapieplanung betrifft, ist entscheidend, an welchem Punkt der Krankheitsentwicklung ein Patient sich zum Zeitpunkt des Interviews befindet. Dient das Konsumverhalten überwiegend noch der Kompensation der psychischen Voraussetzungen der Erkrankung oder schon der Kompensation der Krankheitsfolgen? Hat bereits eine Verselbständigung der Erkrankung eingesetzt? Eine zentrale Rolle für die Therapieplanung in diesem Modul spielen Art und Ausmaß der Verselbständigung der Erkrankung, wie sie in der Suchtspirale und ihren Items beschrieben werden. Im OPD-2-Manual wird die psychodynamische Diagnostik durch das Prinzip der Fokusbildung ergänzt, dem für die Therapieplanung eine entscheidende Bedeutung zukommt. Im Rahmen der Suchtspirale werden die anhand des OPD-2-Manuals erhobenen Foki aufgegriffen und als Ausgangspunkt der kompensatorischen psychischen Funktionen verstanden. In der Therapie können die markierten Foki als Ziele für die Behandlung festgehalten werden.

Bei Abhängigkeitserkrankungen kann diese Fokusbildung durch Konzepte wie das der «symptombezogenen Fokusbildung» (Rudolf, 2011) ergänzt werden. Im Übrigen kann angenommen werden, dass sich bei den Abhängigkeitserkrankungen die Strukturmerkmale der Impulssteuerung, der Affekttoleranz und der Selbstwertregulierung als «obligatorische Foki» anbieten.

Für den Fall, dass das Konsumverhalten noch überwiegend der Kompensation der psychischen Voraussetzungen der Erkrankung dient (primäre Kompensation), ist die Erwartung berechtigt, die zugrunde liegende Psychodynamik mit psychotherapeutischen Mitteln verändern zu können. Ist dies nicht mehr der Fall, muss die Zielvorstellung der Psychotherapie modifiziert werden (vgl. Johnson, 2003). Angestrebt werden muss dann die psychische «Aneignung» einer durch Psychotherapie allein nicht mehr veränderbaren Erkrankung. Psychodynamisch entspricht dies der Vorstellung einer «Heilung mit Defekt», wie Balint sie seinerzeit mit Blick auf die Grundstörung geltend gemacht hatte (Balint, 1968, S. 32).

Bei der beratenden und therapeutischen Arbeit im ambulanten und (teil-)stationären Bereich wird die OPD-2 in ihrer ergänzten Form helfen,

- die Entscheidung zwischen ambulanter und stationärer Behandlung zu treffen
- die Haltung des Patienten im Hinblick auf seine Erkrankung therapeutisch besser zu berücksichtigen
- vor dem Hintergrund der Persönlichkeit und der Suchtdynamik die Chancen auf Suchtmittelabstinenz abzuschätzen
- im ambulanten Setting das Ausmaß der Abhängigkeit einzuordnen und die Reihenfolge der notwendigen Schritte zu skizzieren
- im stationären Setting realistische, die Persönlichkeit des Patienten berücksichtigende Ziele zu entwerfen.

Teil 1: Das Modul Abhängigkeitserkrankungen

1. Einführung und Gegenstandsbereich

Das Modul Abhängigkeitserkrankungen stellt eine Ergänzung zur Operationalisierten Psychodynamischen Diagnostik in ihrer aktuellen Form (OPD-2) dar. Alle grundsätzlichen Feststellungen und Vorgehensweisen der OPD gelten auch für das Modul Abhängigkeitserkrankungen. Das Modul gibt zum einen zusätzliche Informationen zu den Behandlungsvoraussetzungen abhängigkeitskranker Patienten. Weiter erfasst es störungsspezifische psychodynamisch relevante Größen, die von der OPD als störungsunspezifischem System nicht in den Blick genommen werden. Entsprechend dem Grundgedanken der OPD soll das Modul die diagnostische Einschätzung von Personen mit Abhängigkeitserkrankungen erleichtern und eine Standardisierung der Einschätzungen ermöglichen. Als Anwendungsbereiche sind sowohl die klinisch-therapeutische Arbeit als auch die Forschung und Lehre vorgesehen.

Ebenso wie die OPD bezieht sich das Modul auf erwachsene Patienten und schließt die Beurteilung bei Kindern aus. Bei Jugendlichen ist die Anwendbarkeit im Einzelfall zu prüfen; in der Regel können sie durchaus sinnvoll mit dem Modul eingeschätzt werden.

Eingesetzt werden soll das Modul immer dann, wenn ein stoffbezogener Missbrauch/Abhängigkeit oder der Verdacht darauf vorliegt. Dementsprechend wird versucht, eine relativ breite Spanne von Konsumgewohnheiten zu erfassen – vom gelegentlichen problematischen Konsum legaler oder illegaler Drogen bis zu einem Konsum, bei dem das Suchtmittel alle Lebensbereiche bestimmt. Eine Erhebung der Befunde sollte nicht im intoxikierten Zustand erfolgen, zudem sollte der Zeitpunkt des letzten Konsums berücksichtigt werden.

Nicht angepasst und nicht erprobt ist das Modul bislang für alle Formen nicht stoffgebundener Abhängigkeiten. **Tabelle 1** gibt einen Überblick, für welche Abhängigkeitsformen das Modul entwickelt wurde und welche bisher ausgeschlossen wurden.

Tabelle 1: Positivliste und Ausschlussliste des Moduls Abhängigkeitserkrankungen

Positivliste	Ausschlussliste
Alkohol	Nikotin
Opioide	Koffein
Cannabinoide	Ess-Brechsucht
Sedativa und Hypnotika	pathologisches Glückspiel
Halluzinogene	Internetabhängigkeit
flüchtige Lösungsmittel	alle anderen nicht stoffgebundenen Süchte
Amphetamine und andere Stimulanzien	
weitere Stoffe	

2. Darstellung des Moduls Abhängigkeitserkrankungen

Grundlagen und Aufbau

Das Modul OPD-Abhängigkeit basiert auf der OPD-2 (Arbeitskreis OPD, 1996, 2006) als einem etablierten System zur Operationalisierung psychodynamischer Diagnostik. Eine valide Einschätzung der Psychodynamik bei Abhängigkeitserkrankungen oder ihren Vorstufen kann nur auf der Grundlage der OPD-2 erfolgen. Jedoch treten mit der Ausbildung einer Abhängigkeit Besonderheiten hinzu, die Ergänzungen des diagnostischen Instrumentariums der OPD unumgänglich machen.

Zunächst gibt es eine Reihe störungsspezifischer Aspekte, die in der OPD-2 keine Berücksichtigung gefunden haben, z. B. Form und Dauer eines problematischen Suchtmittelkonsums oder auch gerichtliche Auflagen zur Therapie.

Außerdem unterscheidet sich vor allem bei Patienten mit einer voll entwickelten Abhängigkeit das intrapsychische und interpersonelle Geschehen in der Zeit vor bzw. während der Entwicklung der Abhängigkeitserkrankung von demjenigen in der Zeit des abhängigen Konsums und beide möglicherweise wiederum von demjenigen unter Abstinenz. Daher ist man in der Diagnostik gezwungen, die verschiedenen Phasen einer Abhängigkeitsentwicklung zu berücksichtigen.

Darüber hinaus ist davon auszugehen, dass eine Abhängigkeitserkrankung im Laufe ihrer Entwicklung eine Eigendynamik annimmt, die zu der ursprünglichen Psychodynamik des Betroffenen hinzukommt und sie möglicherweise sogar überlagert. Für die klinische Diagnostik von suchtmittelabhängigen Patienten ist es hilfreich, ein funktionales Modell zur Verfügung zu haben, das diese Eigendynamik beschreibt und abzuschätzen vermag, wieweit sie vorangeschritten ist. Diese Aufgabe erfüllt das Modell der Suchtspirale.

Auf eine manifeste Abhängigkeitserkrankung und deren Folgen reagieren die betroffenen Personen ganz unterschiedlich. Für die diagnostische und therapeutische Praxis ist diese subjektive Stellungnahme eines Patienten zu seiner festgestellten Abhängigkeit höchst bedeutsam. Um hier eine Orientierung zu bieten, wurde in das OPD-Modul Abhängigkeitserkrankung das Konzept «Subjektive Aneignung der Abhängigkeitserkrankung» (nach Sporn, 2005) mit der daraus abgeleiteten Skala integriert.

Suchtspezifische Items zu Krankheitserleben und Behandlungsvoraussetzungen

Um eine Suchterkrankung (s. Tab. 1, S. 24, Positivliste) und die für die Behandlung wichtigen Bedingungen abzubilden, müssen zusätzliche suchtspezifische Fragen geklärt werden. Dies dient der Abklärung und Einschätzung von einerseits «harten» Fakten, wie z. B. Art und Einnahmeform des Suchtmittels, Beginn eines problematischen Konsums, Konsumdauer, Folgeschäden und Behandlungsauflagen, und andererseits auch von «weichen» Fakten, wie z. B. Anerkennung der Suchterkrankung und Einstellung zum Behandlungsziel.

Hierfür wurden suchtspezifische Items gebildet. Diese sollen bereits dann angewendet werden, wenn der Verdacht auf einen Suchtmittelmissbrauch oder eine Suchtmittelabhängigkeit vorliegt. Ein Teil dieser Inhalte wird in den nachfolgend anzuwendenden Instrumenten in differenzierterer Form nochmals aufgegriffen.

Die Einschätzung dieser Items entscheidet mit über den Einsatz der weiteren Instrumente «Suchtspirale» und «Aneignung». Die Verwendung der Suchtspirale bzw. des Aneignungskonzeptes erübrigt sich, wenn sich der anfängliche Verdacht auf eine Suchtmittelproblematik nicht erhärtet.

Die suchtspezifischen Items werden den schon bestehenden OPD-2-Items «Krankheitserleben» und «Behandlungsvoraussetzungen» zugeordnet und erhalten ein «S», um sie als «Sucht-Item» kenntlich zu machen.

An einigen Stellen ist es hilfreich, Informationen aus anderen Quellen als dem Interview zu verwenden. So kann beispielsweise die Frage nach der Anzahl der Entgiftungen oder dem Schweregrad von andauernden körperlichen Schädigungen nur unter Kenntnis von Vorbefunden sicher zu beantworten sein. Bei solchen Items sollte möglichst die Quelle der Informationen notiert werden.

Die Suchtspirale

Die «Suchtspirale» (s. **Abb. 1**) ist ein ergänzendes Konstrukt, das helfen soll, den Verlauf und Dynamik von Abhängigkeitserkrankungen besser zu verstehen und zu erfassen. Es ermöglicht, die Dynamik der Erkrankung in Kombination mit der Grundpersönlichkeit abzubilden und stellt eine wesentliche Erweiterung der OPD-2 dar.

Voraussetzung für die Anwendung der Suchtspirale ist das Vorliegen einer Abhängigkeitserkrankung und die Durchführung eines Interviews und eines Ratings nach OPD-2 inklusive der suchtspezifischen Items aus dem Modul Abhängigkeitserkrankungen. Die relevanten psychischen Probleme, Defizite und Dysfunktionalitäten, die eine kom-

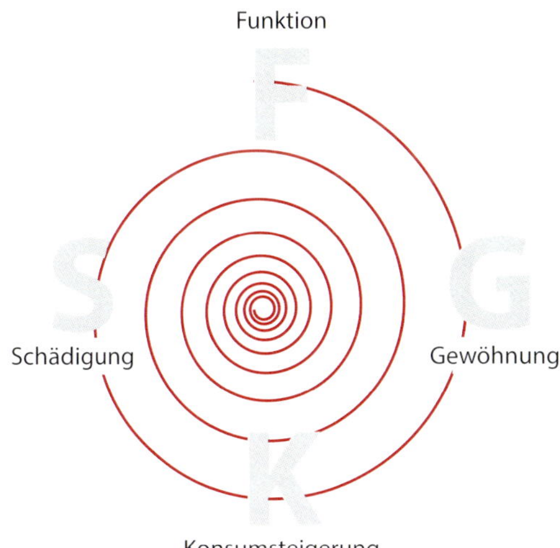

Abbildung 1: Die Suchtspirale

pensatorische Funktion eines Suchtmittels mit nachfolgender Abhängigkeitsentwicklung bedingen, bilden sich in dem OPD-Rating in aller Regel auf den Achsen «Beziehung», «Konflikt» und «Struktur» ab und können dort als Foki beschrieben werden. Bei der Formulierung der Suchtspirale werden diese Foki aufgegriffen.

Das Modell der Suchtspirale beschreibt die Eigendynamik der Abhängigkeitsentwicklung durch die Verknüpfung folgender Aspekte:

- Funktion
- Gewöhnung
- Konsumsteigerung
- Schädigung.

Das Modell der Suchtspirale geht davon aus, dass es eine Eingangsproblematik gab, die durch den Konsum des Suchtmittels kompensiert werden sollte. Diese Eingangsproblematik sollte grundsätzlich mit den Achsen II, III und IV der OPD-2 beschreibbar sein.

Es postuliert weiter, dass über die kompensatorische Funktion des Suchtmittelkonsums hinaus die Prozesse der Gewöhnung, Konsumsteigerung und schließlich der anhaltenden Schädigung Bestandteile einer Abhängigkeitsentwicklung sind.

Funktion

Unter «Funktion» bzw. «psychodynamische Funktion» des Suchtmittels ist eine Verwendung des Suchtmittels zur Kompensation zu verstehen. Meist handelt es sich um erlebte Defizite oder deren Folgen, die kompensiert werden. Diese können in der Regel als Foki im OPD-2-Befund beschrieben werden.

Gewöhnung

Zur Abhängigkeitsentwicklung gehört, dass nach der kurzfristigen positiven Wirkung häufiger auf das Suchtmittel zurückgegriffen wird. Es findet eine zunehmende Integration des Konsums in das als normal empfundene alltägliche Verhalten und Erleben statt. Das betrifft sowohl das Aufsuchen und Gestalten äußerer Situationen als auch die Gewöhnung an eine mehr oder minder starke Intoxikation als üblichen Bewusstseinszustand.

Konsumsteigerung

Mit der Gewöhnung an den funktionalen Suchtmittelgebrauch kommt es zu einer Zunahme der konsumierten Menge. Die subjektive Normalität eines gewissen Grades an Intoxikation und die körperliche Gewöhnung machen es in der Regel erforderlich, bei der einzelnen Konsumgelegenheit immer größere Dosen des Wirkstoffs zu sich zu nehmen, um die funktionale Wirkung zu erzielen. In der Praxis führt das häufig auch zum Gebrauch stärker konzentrierter Mittel sowie unter Umständen zum Ausweichen auf andere Mittel.

Schädigung

Durch den fortgesetzten Suchtmittelgebrauch können sich Schädigungen ergeben auf der Ebene der psychischen und der körperlichen Funktionen, der zwischenmenschlichen Beziehungen sowie der sozialen Lebensbedingungen.

Im Laufe der Abhängigkeitsentwicklung werden in der Regel zunächst die Auslöser und Wirkungen des Suchtmittelkonsums umfassender und unspezifischer. Wenn dann Schädigungen eingetreten sind, wird das Spektrum der Konsumauslöser nochmals erweitert um die Kompensation der negativen Folgen des Konsums. Diese neue Form der Kompensation wird als *sekundäre Funktion* bezeichnet und führt zu einer zunehmenden Dynamik der Suchtentwicklung. Über die Zeit hinweg wird die sekundäre Funktion (bezogen auf die Folgen des Konsums) in Relation zur primären psychodynamischen Funktion (bezogen auf die Aspekte der Persönlichkeit) immer bedeutsamer. Dieser Prozess beschreibt die zunehmende Verselbstständigung der Abhängigkeitsentwicklung im Sinne einer sich selbst verstärkenden Eigendynamik. Dies kann man sich bildhaft als eine spiralförmige Bewegung vorstellen, in der mit jedem Durchlauf eine Entfernung von der Ausgangssituation stattfindet.

Für die Erfassung der Suchtspirale bietet das OPD-Modul Abhängigkeitserkrankungen zwei Formen der Operationalisierung an:

- **Formulierung zur Suchtspirale:** Hier wird die Dynamik der Abhängigkeitsentwicklung des Patienten konkret nachgezeichnet. Das betrifft sowohl die inhaltliche Spezifizierung der Aspekte der Suchtspirale als auch die Explikation der funktionalen Beziehungen zwischen ihnen. Es soll eine individuelle Verbindung zu den klassischen OPD-2-Foki hergestellt werden. Ein Schema für den freien Text hilft, die notwendigen Informationen in übersichtlicher Form darzustellen.
- **Items zur Verselbstständigung:** Mit diesen Items wird das Ausmaß der Verselbstständigung der Abhängigkeit eingeschätzt. Sie bilden ab, wieweit sich das problematische Konsumverhalten eines Patienten zum jetzigen Zeitpunkt noch auf eine spezifische Eingangsproblematik beziehen lässt oder als das Ergebnis einer sekundär autonomen Eigendynamik der Abhängigkeit verstanden werden muss. Die Einschätzung erfolgt über Items zu den einzelnen Aspekten der Suchtspirale und ein zusammenfassendes Item.

Zusammenhang OPD-2-Rating und Suchtspirale

Ein zunehmender und anhaltender Suchtmittelkonsum kann die strukturellen Fähigkeiten, die Beziehungsgestaltung und das Konflikterleben beeinträchtigen. Es können Beziehungsmuster entdifferenziert, Konfliktthemen nivelliert oder zugespitzt und das strukturelle Funktionsniveau abgesenkt werden.

Zum Zeitpunkt der Untersuchung sehen wir möglicherweise einen gegenüber dem Zeitraum, in dem die Suchtentwicklung ihren Anfang nahm, veränderten psychischen Zustand mit anderen oder zusätzlichen kompensatorischen Funktionen des Suchtmittelkonsums. Das heißt, im Verlauf der Suchtentwicklung können zusätzliche Foki (OPD-2) aktualisiert und bedeutsam geworden sein, die anfangs durch andere Bewältigungsstrategien kompensiert werden konnten, oder die durch Veränderungen der Eingangsbedingungen entstanden sind.

Zudem kann man bei fortschreitender Chronifizierung der Suchterkrankung eine zunehmende Verselbständigung des Suchtmittelkonsums mit einer allmählichen Loslösung der Funktion des Konsums von der Eingangsproblematik sehen. Zuletzt wird im Stadium der Chronifizierung mit Zeichen des körperlichen und geistigen Abbaus der Konsum nahezu ausschließlich durch die Suchtfolgen, insbesondere die Konsum erzwingenden Entzugserscheinungen, bestimmt. Die Eingangsproblematik kann in der Regel kaum noch erkannt und beschrieben werden.

Die psychische Eingangsproblematik wird mit der OPD-2 operationalisiert, soweit dies entsprechend dem Ausmaß der Verselbständigung der Suchterkrankung noch möglich ist. Es wird in dem Aspekt «Funktion» beschrieben, wie der Konsum zur Bewältigung von Einschränkungen oder Defiziten eingesetzt wird, die von dem oder den bedeutsamsten Foki bedingt sind. Die Suchtspirale gewinnt an Dynamik, wenn neben einer «Gewöhnung» die Auswirkungen des Mittelgebrauchs zusätzliche Foki (OPD-2) aktualisieren und damit weitere Einschränkungen bzw. Defizite bedeutsam werden, die eine «Konsumsteigerung» nahelegen. Die bei Fortsetzung des Mittelgebrauchs entstehende «Schädigung» bedingt darüber hinaus weitere Defizite und Einschränkungen, die zu einer Ausweitung und Veränderung der Funktion des Suchtmittelkonsums führen. Zunehmende Verselbständigung lässt die Eingangsproblematik in den Hintergrund treten und der Konsum dient immer mehr dem Beheben von Schäden, die unmittelbar durch die Sucht entstanden sind. Das Leben ist im späten Stadium vollständig dem Konsum untergeordnet.

Die Aneignung

Das Konzept «Aneignung der Abhängigkeitserkrankung» (nach Sporn, 2002, 2003, 2005) erfasst, wie ein Patient, der als abhängig einzuschätzen ist, sich subjektiv zu seiner Abhängigkeitserkrankung stellt. Die Aneignung der eigenen Abhängigkeit wird als ein fortwährender Prozess der Auseinandersetzung verstanden. Seine individuelle Ausgestaltung wird mitbestimmt durch Persönlichkeitsparameter im Sinne der OPD-2, die durch die Auswirkungen der Abhängigkeitsentwicklung mehr oder weniger stark überlagert sein können. Der aktuelle Stand der Aneignung bezeichnet eine komplexe Haltung mit kognitiven, emotionalen und verhaltensbezogenen Aspekten.

Es wird angenommen, dass sich aus der psychischen Logik heraus diese Niveaus der Aneignung voneinander unterscheiden lassen:

- *Abwehr* der Anerkennung der eigenen Abhängigkeit
- *Akzeptanz* der Abhängigkeit als erworbenes Merkmal der eigenen Person
- *Kompensation* der mit der Abhängigkeit und der ihr zugrunde liegenden psychischen Ausgangsproblematik verbundenen Einschränkungen.

Jedes Niveau kann in sich noch weiter differenziert werden.

Das Konzept der Aneignung formuliert eine idealtypische Stufung von der vollständigen Negation der eigenen Abhängigkeit bis hin zu ihrer bestmöglichen Bewältigung. Daraus wird eine Skala abgeleitet, die für konkrete Patienten den aktuellen Stand ihrer Aneignung sowie bei wiederholter Messung deren realen Verlauf abbildet.

Das Konzept und die daraus abgeleitete Skala weisen Ähnlichkeiten auf mit der Heidelberger Umstrukturierungsskala (HSCS; Rudolf, Grande u. Oberbracht, 2000) aus der Praxisstudie Analytische Langzeittherapie (PAL; Rudolf et al., 2002), wie sie auch Eingang in die OPD-2 gefunden hat. In den unteren Stufen sind die Skalen weitgehend parallel aufgebaut, die Aneignungsskala allerdings mit spezifisch auf die Abhängigkeitserkrankung ausgerichteten Inhalten. Bei den fortgeschrittenen Stufen besteht ein bedeutsamer Unterschied: Die HSCS bezieht sich im Sinne der OPD-2 auf maladaptive Beziehungsmuster, neurotische Konflikte und strukturelle Einschränkungen, bei deren therapeutischer Bearbeitung sie als letzte Stufe die Auflösung des Problems für möglich hält. Das Konzept der Aneignung bezieht sich dagegen auf chronische Abhängigkeitserkrankungen, die nach bisheriger Erfahrung für die meisten Stoffgruppen als im Kern irreversibel gelten müssen. Daher formuliert die Skala als günstigste Form der Bewältigung den kompensierenden Umgang mit der Erkrankung, nicht aber deren Auflösung, und sie fokussiert auf Abstinenz als angemessenen Umgang mit dem Suchtmittel.

Ebenso finden sich Bezüge zwischen dem Aneignungskonzept und dem Stadienmodell von Prochaska und DiClemente (1982), das Miller und Rollnick (1999) ausdrücklich auf Suchtprobleme übertragen haben. Das Stadienmodell thematisiert, wie ein suchtmittelabhängiger Mensch eine Änderungsentscheidung ausbildet, umsetzt und aufrechterhält bzw. wie er auf Rückschläge reagiert. Daraus werden Hinweise für den Therapeuten abgeleitet, wie er in den unterschiedlichen Stadien die Änderungsmotivation des Patienten am besten fördert. Ebenso wie bei der HSCS bestehen auch hier die Ähnlichkeiten mit dem Aneignungskonzept vor allem in den ersten Stufen: Solange eine Abwehr der Suchterkrankung bei einem Betroffenen fest etabliert ist, wird er keine Änderung in Betracht ziehen; wird seine Abwehr durch die bewusste Wahrnehmung negativer Konsumfolgen brüchiger, steigt die Wahrscheinlichkeit, dass er sich mit Änderungsmöglichkeiten befasst. Anders als das Stadienmodell unterscheidet das Aneignungskonzept jedoch darüber hinaus zwischen unterschiedlichen Weisen, in denen ein Betroffener eine Abstinenzentscheidung umsetzt. Es geht davon aus, dass die konstruktive Bewältigung der eigenen Abhängigkeit auch nach dem Erreichen von Abstinenz unterschiedlich weit voranschreiten kann. In der Skala werden operationalisierte Merkmale des Erlebens und Verhaltens formuliert, durch die sich der Stand der Auseinandersetzung sowohl vor als auch nach einer Abstinenzentscheidung in eine Stufenfolge bringen lässt.

Teil 2: Manualisierung des Moduls Abhängigkeitserkrankungen

3. Suchtspezifische Items zu Krankheitserleben und Behandlungsvoraussetzungen

Gegenwärtige Schwere der Störung/des Problems

Items:

- 1.S1 Art und Applikation des Suchtmittels (S. 38)
- 1.S2 Schweregrad einer aktuellen Suchtproblematik (S. 39)
- 1.S3 Schweregrad einer früheren Suchtproblematik (S. 42)
- 1.S4 Schweregrad der andauernden körperlichen Schädigung (S. 43)
- 1.S5 Schweregrad von delinquentem und/oder antisozialem Verhalten (S. 44)

1.S1 Art und Applikation des Suchtmittels

Bei der Art des Suchtmittels sind die relevanten benutzten Substanzen in der Reihenfolge ihrer jetzigen Bedeutung und die Art der Applikation festzuhalten. Frühere Konsumphasen mit anderen Stoffen sollen hier ebenfalls erwähnt werden.

Es muss keine Abhängigkeit vorliegen, auch ein Substanzmissbrauch soll notiert werden. Die Unterscheidung zwischen «Abhängigkeit» und «Missbrauch» sollte erst nach vollständiger Diagnostik mit dem OPD-Suchtmodul erfolgen.

Es wird empfohlen, die Klassifikation der Stoffgruppen des ICD-10 zu verwenden.

Kriterien:

- *Stoffgruppen nach dem ICD-10:* siehe **Tabelle 2.**
- *Applikation:* Gemeint ist die Art der Einnahme des Suchtmittels, z. B. oral, nasal, intravenös.

Beispiele:

Patient Hr. M. 43 Jahre: Alkohol (oral), F10
Patient Hr. G. 27 Jahre: Cannabis (geraucht), F12
Patient Fr. K. 30 Jahre: Alkohol (oral), F10 (aktuell)/Kokain (nasal), F14 (frühere Phase)

Tabelle 2: Stoffgruppen und Beispiele

Stoffgruppen	Beispiele
F10 Alkohol	Bier, Wein, Schnaps, alkoholhaltige Heilmittel
F11 Opioide	Morphin, Codein, Heroin, Methadon
F12 Cannabinoide	Haschisch, Marihuana
F13 Sedativa und Hypnotika	Benzodiazepine
F14 Kokain	Kokain, Crack
F15 andere Stimulanzien	Amphetamin, Methamphetamin
F16 Halluzinogene	LSD, Meskalin, Ecstasy
(F17 Tabak)	entfällt, da bisher nicht berücksichtigt
F18 flüchtige Lösungsmittel	GBL, GBH
F19 multiple Substanzen	

1.S2 Schweregrad einer aktuellen Suchtproblematik

Es ist einzuschätzen, inwieweit bereits ein problematischer Substanzgebrauch vorliegt bzw. wie stark eine gegebene Abhängigkeit zurzeit ausgeprägt ist.

Die Einschätzung orientiert sich an den Vorgaben der ICD-10, entspricht diesen aber nicht genau. Zum Beispiel ist im ICD-10, anders als hier, bei «schädlichem Gebrauch» eine zumindest entstehende Gesundheitsschädigung erforderlich.

Kriterien:

- *Craving:* Unter Craving versteht man den von der betroffenen Person empfundenen starken Wunsch oder Zwang, die Substanz zu konsumieren. Nach Konsum einer bestimmten Menge lässt dieser Drang in typischer Weise vorübergehend nach.
- *Kontrollverlust:* Kontrollverlust bezeichnet den Verlust der Fähigkeit, Menge und Ende des Substanzkonsums selber zu bestimmen und zu kontrollieren.
- *Entzugserscheinungen*, die durch Substanzkonsum gemildert werden. Die Spanne der Entzugserscheinungen reicht von psychischer Unruhe über vegetative Symptome (z. B. Händezittern) bis zu Entzugskomplikationen wie Delir und cerebralem Krampfanfall.
- *Toleranzentwicklung:* Damit ist eine Gewöhnung an die Wirkung einer Substanz gemeint. Für die Erzielung der gleichen Wirkung werden größere Mengen der Substanz konsumiert, oder es treten bei Konsum der gleichen Menge geringere Wirkungen auf.
- *Einengung auf den Substanzgebrauch:* Der Substanzkonsum wird zunehmend zum zentralen Thema des Lebens. Andere Aspekte wie Familie, Beruf, Hobbys, Freunde, Interessen treten in den Hintergrund. Immer mehr Zeit und Kraft wird darauf verwandt, die Substanz zu bekommen.
- *Konsum trotz Nachweis von Schäden:* Trotz nachweisbarer Folgeschäden (körperlicher, sozialer, psychischer Natur) wird der Konsum aufrechterhalten, obwohl die Schäden wahrgenommen werden können.

Vom aktuellen Vorliegen eines Kriteriums wird ausgegangen, wenn es innerhalb des letzten Jahres mindestens während eines Monats oder aber zu wiederholten Malen zu beobachten war.

Abstufung:

- *Keine Problematik (0):* Keines der Merkmale der ICD-10-Definition trifft zu.
- *Schädlicher Gebrauch (1):* Ein bis zwei der Merkmale der ICD-10-Definition sind erfüllt.
- *Abhängigkeit (2):* Mindestens drei der Merkmale der ICD-10-Definition sind erfüllt.
- *Starke Abhängigkeit (3):* Mehr als drei Kriterien der ICD-10-Definition sind erfüllt.
- *Sehr starke Abhängigkeit (4):* Alle sechs bzw. fast alle Kriterien der ICD-10 sind erfüllt.

Abstufung:

keine Problematik (0)	Abhängigkeit (2)	sehr starke Abhängigkeit (4)
kein Hinweis auf Erfüllung von ICD-10-Kriterien	drei ICD-10-Kriterien erfüllt	alle bzw. fast alle ICD-10-Kriterien erfüllt

Beispiele:

Keine Problematik (0): Der Patient trinkt auf Feierlichkeiten ein bis höchstens zwei Gläser Wein sowie gelegentlich nach dem Sport einen halben Liter Bier.

Schädlicher Gebrauch (1): Die jugendliche Patientin raucht zwei bis drei Mal in der Woche mit Freunden Cannabis. Ihre Schulleistungen haben in der letzten Zeit nachgelassen.

Abhängigkeit (2): Der Patient berichtet, dass seine Versuche, seinen Alkoholkonsum zu mäßigen, immer nur kurzzeitig erfolgreich seien. Er sei von seiner Frau und von Freunden schon mehrmals kritisch auf seine Trunkenheit angesprochen worden. Vor und bei der Arbeit trinke er nicht, er könne aber den Feierabend kaum erwarten und kaufe sich gleich auf dem Heimweg etwas am Kiosk. Im Laufe des letzten Jahres habe sich die Menge des am Abend konsumierten Alkohols gesteigert.

Starke Abhängigkeit (3): Der Patient berichtet von regelmäßigem aktuellem Heroinkonsum mit Suchtdruck und deutlichen Entzugserscheinungen. Während einer kürzlich abgelaufenen Beschäftigungsmaßnahme habe er zwei Monate lang das Heroin tagsüber durch Benzodiazepine ersetzt. Sein Alltag ist auf die Beschaffung und Konsum des Stoffes ausgerichtet. Seine sozialen Beziehungen sind auf den Konsum eingeengt; seine Partnerin hat sich von ihm getrennt.

Sehr starke Abhängigkeit (4): Der Patient lebt auf der «Platte» und trinkt wegen starker Entzugserscheinungen rund um die Uhr. Die Alkoholmenge, die für eine Intoxikation erforderlich ist, hat deutlich nachgelassen. Er ist körperlich in verschiedener Hinsicht schwer durch den Konsum geschädigt, verlässt aber die gelegentlichen Akutbehandlungen sofort nach der ersten Erholung, um unmittelbar weiter zu trinken.

1.S3 Schweregrad einer früheren Suchtproblematik

Analog dem Item 1.S2 ist eine frühere, jetzt nicht aktive Suchtproblematik einzuschätzen.

1.S4 Schweregrad der andauernden körperlichen Schädigung

Einzuschätzen ist das Ausmaß der durch den Mittelgebrauch verursachten körperlichen Schäden, die vom Patienten berichtet oder vom Beurteiler vermutet werden. Möglicherweise sind diese Folgeschäden zum Zeitpunkt der Anamnese noch nicht diagnostisch gesichert, können aber über die Kenntnis des Stoffes, Art und Dauer des Konsums und über vorliegende Symptome erschlossen werden. Erfasst werden nur die Schädigungen, die über die akute Intoxikation bzw. den Entzug hinaus fortbestehen. Gemeint sind Schäden, die den Menschen aktuell in seinem Funktionieren und in seiner Gesundheit beeinträchtigen oder gefährden und die allenfalls langfristig reversibel sind. Nicht einzubeziehen sind Verletzungen oder Unfälle als Folge von Intoxikationen.

Kriterium:

- *Schwere der körperlichen Schädigung:* Einzuschätzen ist das Ausmaß der berichteten oder vermuteten langfristigen körperlichen Schädigung.

Abstufung:

nicht/kaum (0)	mittel (2)	sehr hoch (4)
keine oder kaum anzunehmende körperliche Schädigung als Folge des Konsums	leichte organische Schädigungen, Erkrankungsrisiken oder erkennbare geistige Einschränkungen	gesundheitlich bedrohliche, vermutlich dauerhafte organische Schädigungen oder deutliche geistige Einschränkungen

Beispiele:

Nicht/kaum (0): Der Patient verneint körperliche Schäden. Die Angaben wirken konsistent mit der Anamnese und dem klinischen Eindruck.

Mittel (2): Der Heroinkonsument ist stark abgemagert, zeigt Abszesse und hat einen sehr schlechten Zahnstatus.

Sehr hoch (4): Der alkoholabhängige Patient zeigt in letzter Zeit deutliche Gedächtniseinschränkungen. Er hat mehrere Entzugsdelire durchgemacht. Er wirkt körperlich abgebaut. Sein Gangbild spricht für eine Neuropathie, zudem ist eine Leberzirrhose bekannt.

1.S5 Schweregrad von delinquentem und/ oder antisozialem Verhalten

Einzuschätzen sind die Schwere und Häufigkeit von delinquentem und antisozialem Verhalten, das unter Einwirkung von Suchtmitteln auftritt bzw. im unmittelbaren Zusammenhang mit dem Suchtmittelkonsum steht (z. B. Beschaffungskriminalität). Als antisoziales Verhalten gelten alle rücksichtslosen Verhaltensweisen, die andere Personen verärgern oder ängstigen bzw. potenziell oder tatsächlich schädigen. Dies ist häufig aber nicht zwingend deckungsgleich mit Delinquenz. Die Art des Verhaltens kann als Kommentar vermerkt werden. Siehe hierzu auch Definition und Skalierung im OPD-Modul Forensik.

Kriterien:

- *Schwere des antisozialen/delinquenten Verhaltens:* Die Spanne reicht von der egozentrischen Rücksichtslosigkeit bis zur strafrechtlich relevanten Verletzung der körperlichen Unversehrtheit anderer Personen.
- *Häufigkeit des antisozialen/delinquenten Verhaltens:* Hier ist zu berücksichtigen, wie stark der Gebrauch des Suchtmittels mit antisozialem Verhalten verknüpft ist. Die Spanne reicht vom seltenen «Ausrasten» unter ganz spezifischen Umständen bis zur regelmäßigen Verbindung von Suchtmittelgebrauch und Aggression.

Abstufung:

nicht/kaum (0)	mittel (2)	sehr hoch (4)
kein bzw. nur sehr seltenes leichtes delinquentes oder antisoziales Verhalten	regelmäßiges eher mittelschweres delinquentes oder antisoziales Verhalten	häufiges, massives delinquentes oder antisoziales Verhalten

Beispiele:

Nicht/kaum (0): Die Patientin zieht sich unter Alkoholeinfluss mehr von anderen Menschen zurück als sonst. Vor kurzem ist sie zum ersten Mal angetrunken Auto gefahren. Obwohl sie nicht aufgefallen ist, hat das für sie den Anstoß dazu gegeben, um Beratung nachzusuchen.

Mittel (2): Der drogenabhängige Patient begeht bei drohendem Entzug regelmäßig Gelegenheitsdiebstähle. Zuweilen greift er auch zu Handtaschenraub, wobei er eine leichte Verletzung des Opfers in Kauf nimmt.

Sehr hoch (4): Der Patient bewegt sich in einer konsumierenden und gewaltbereiten Gang. Körperliche Auseinandersetzungen mit anderen Gruppen sind üblich, ebenso zielgerichtete Delikte. Während Alkohol meist den Hintergrund spontaner Prügeleien bildet, setzt der Patient vor geplanten Raubüberfällen häufig Kokain ein. Wegen der Delikte hat er mehrere Jahre im Justizvollzug verbracht.

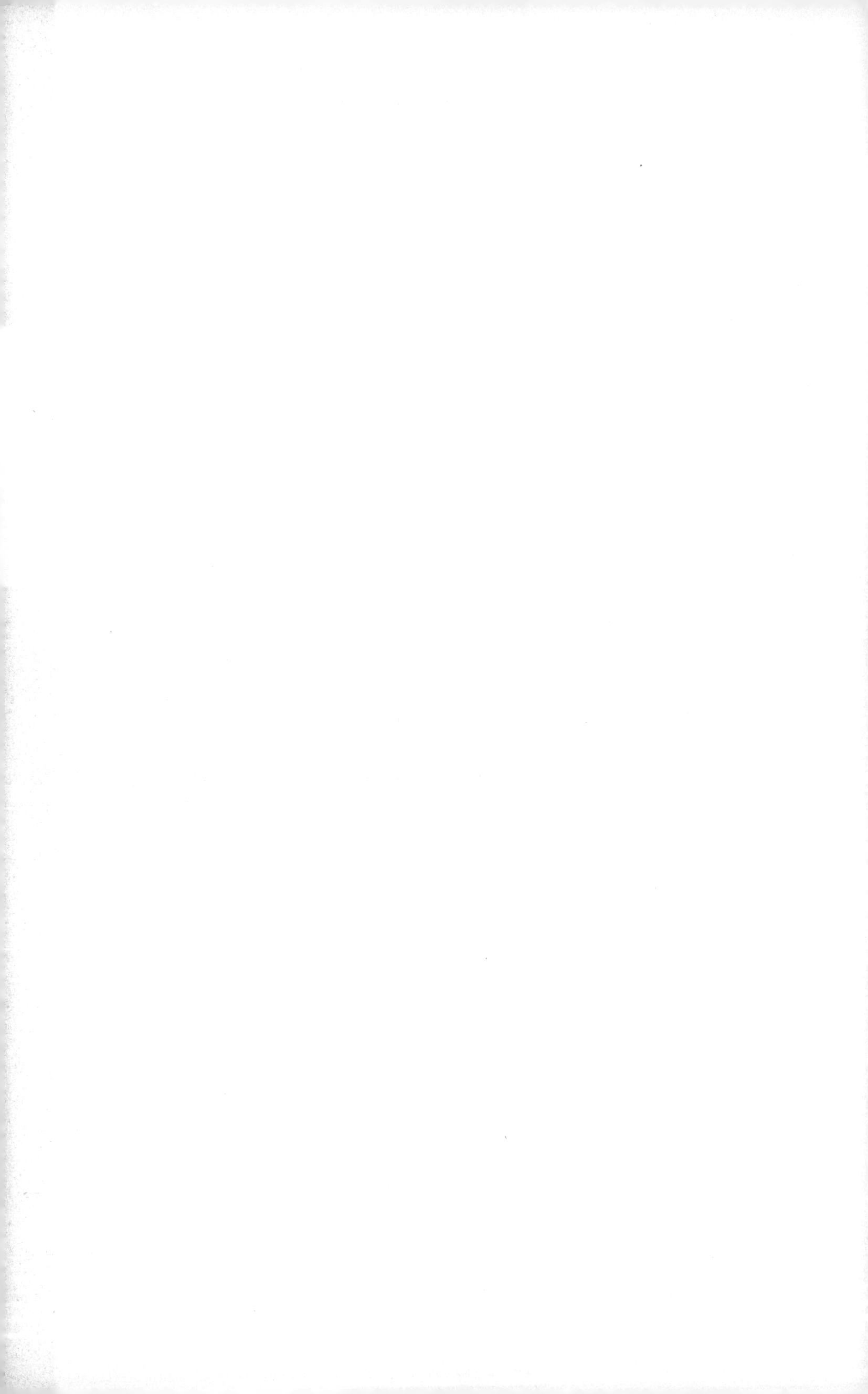

Dauer der Störung/des Problems

Um die Bedeutung eines Suchtmittelkonsums für die Behandlung eines Patienten einschätzen zu können, sind der lebenszeitliche Beginn und die Dauer des problematischen Konsums von Interesse. Die Festlegung des Beginns des problematischen Konsums hat dabei vor dem Hintergrund der sozialen Normen zu erfolgen. Gemeint ist jener Moment, bei dem die individuelle Entwicklung abweichend vom sozialen Kontext beginnt zu entgleisen, so dass später eine Abhängigkeit entstehen kann. Ein Beginn in frühen Entwicklungsphasen hat zum Teil wesentlich andere Auswirkungen als ein Beginn im höheren Lebensalter. Entsprechend der Dauer der Störung kann die Chronifizierung der Abhängigkeit unterschiedlich sein. Die Bestimmung der Dauer hängt auch vom Krankheitsverlauf selber ab, der durch einzelne Stadien und spezifische Phasen definiert ist. Abstinente Phasen oder Phasen mit risikoarmem Konsum sind dabei zu berücksichtigen.

Items:

2.S1 Alter bei Erstmanifestation von problematischem Konsum (vorherrschendes Suchtmittel)

Hier ist einzuschätzen, in welchem Lebensalter ein problematischer Konsum für das vorherrschende Suchtmittel begonnen hat.

Kriterium:

- *Beginn problematischer Konsum:* Angabe des Alters in Jahren. Als problematischer Konsum gilt ein sich wiederholender Suchtmittelkonsum, der die sozialen, psychischen und/oder körperlichen Funktionen beeinträchtigt und/oder die Gesundheit gefährdet.

Aus medizinischer Sicht und entsprechend den Angaben der Deutschen Hauptstelle für Suchtfragen e. V. (DHS) gelten folgende Grenzwerte für einen risikoarmen Alkoholkonsum:

- Grenzwerte für Frauen: im Schnitt täglich nicht mehr als höchstens 12 g reiner Alkohol
- Grenzwerte für Männer: im Schnitt täglich nicht mehr als höchstens 20 g reiner Alkohol

2.S2 Alter bei Erstmanifestation von problematischem Konsum (früheres/anderes Suchtmittel)

Hier ist einzuschätzen, in welchem Lebensalter ein problematischer Konsum für ein weiteres Suchtmittel begonnen hat. Der Beginn des problematischen Konsums des weiteren Suchtmittels kann eventuell vor dem Beginn des aktuell vorherrschenden liegen.

Kriterium:

- *Beginn problematischer Konsum:* Angabe des Alters in Jahren. Als problematischer Konsum gilt ein sich wiederholender Suchtmittelkonsum, der die sozialen, psychischen und/oder körperlichen Funktionen beeinträchtigt und/oder die Gesundheit gefährdet.

Aus medizinischer Sicht und entsprechend den Angaben der Deutschen Hauptstelle für Suchtfragen e. V. (DHS) gelten folgende Grenzwerte für einen risikoarmen Alkoholkonsum:

- Grenzwerte für Frauen: im Schnitt täglich nicht mehr als höchstens 12 g reiner Alkohol
- Grenzwerte für Männer: im Schnitt täglich nicht mehr als höchstens 20 g reiner Alkohol

2.S3 Dauer des problematischen Konsums

Einzuschätzen ist der Gesamtzeitraum, in welchem der Patient einen problematischen Suchtmittelkonsum praktiziert hat (Definition siehe S. 48). Die spontanen Einschätzungen des Patienten sind dabei nicht allein entscheidend. Es sind im Interview oftmals spezifische Fragen notwendig. Mit Dauer ist der Zeitraum des aktiven problematischen Konsums gemeint in Abgrenzung vom Zeitpunkt des Einsetzens der problematischen Entwicklung.

Kriterium:

- *Gesamtdauer problematischen Konsums:* Angabe in Jahren. Zeiten der Abstinenz oder des unproblematischen Konsums sind von der Gesamtzeit abzuziehen. Jahre des problematischen Konsums, die nicht unbedingt zusammenhängen müssen, addieren sich.

Abstufung:

	(0)	(1)	(2)	(3)	(4)
allgemeine Zeitdauer	unter 6 Monaten	6 bis 24 Monate	2 bis 5 Jahre	5 bis 10 Jahre	mehr als 10 Jahre

Beispiele:

< 6 Monate (0): Der 26-jährige Patient erscheint in einer stationären Kriseneinrichtung. Er ist von der Polizei aufgegriffen worden nach einem massiven Konsum von Alkohol und ist nun zwar wieder nüchtern, steht aber noch deutlich unter dem Eindruck des Konsums. In der Erhebung zeigt sich, dass er vor zwei Monaten von seiner Freundin verlassen wurde, er in der Folgezeit massiv Alkohol konsumierte und es nun in den letzten vier Wochen bereits mehrfach zu massiven Alkoholexzessen kam. Soweit erkennbar, bestand vor dieser Zeit ein unproblematischer bzw. ein risikoarmer Konsum.

2 bis 5 Jahre (2): Die Patientin hat vor sieben Jahren vor dem Hintergrund einer bipolaren Erkrankung mit dem Konsum von Heroin begonnen. Daneben gab es einen Konsum von Kokain, Alkohol und Cannabis. Diese erste Phase des regelmäßigen Drogenkonsums wurde nach ca.

1,5 Jahren mithilfe eines stationären Entzugs beendet. Danach kam bis auf einen geringen Konsum von Alkohol eine bezüglich illegaler Drogen abstinente Phase. Diese endete vor einem Jahr mit einem Rückfall und dann regelmäßigem Konsum von Heroin (i. v.). Dieser Konsum dauerte ca. neun Monate, und die Patientin machte einen kalten Entzug und ist seit dieser Zeit wieder abstinent bezüglich dieses Suchtmittels.

> 10 Jahre (4): Der 37 Jahre alte Patient hat seit ca. 15 Jahren einen langsam sich chronisch entwickelnden Konsum von Cannabis. Vor dieser Zeit gab es ca. fünf Jahre lang einen gelegentlichen Konsum von Alkohol und Cannabis mit Freunden im Rahmen von Partys mit langen Phasen der Abstinenz. Vor ca. 15 Jahren hat er begonnen, immer häufiger Cannabis auch abends alleine vor dem Einschlafen zu konsumieren. Der Konsum an mindestens drei von sieben Tagen besteht nun schon seit gut zehn Jahren. So hat er z. B. in den letzten zwei Jahren keine einzige Woche mehr ohne Rauchen von Cannabis zugebracht. Er selbst sieht seinen Konsum als unproblematisch, da er seinen beruflichen Tätigkeiten weiter nachgehen kann. Der Untersucher schätzt seinen chronischen Konsum als problematisch ein und sieht auch einen deutlichen sozialen Rückzug.

Extra-Item: Phasen des Alkoholkonsums

Es ist bei Alkoholabhängigen nach wie vor heuristisch nützlich, den Verlauf ihrer Abhängigkeitserkrankung in vier Phasen einzuteilen, die von Jellinek (1946) entwickelt worden sind. Wenn einmal die chronische Phase erreicht wurde, bleibt diese Einschätzung (4 = chronische Phase) auch bei aktueller Abstinenz bestehen.

Kriterium:

- *Phasenmodell nach Jellinek bei Alkoholabhängigkeit:* Einschätzung entsprechend dem Modell.

Abstufung:

	(0)	(1)	(2)	(3)	(4)
Phasen nach Jellinek	kein relevanter Konsum	Frühphase	Prodromal-phase	kritische Phase	chronische Phase

Beispiele:

Frühphase (1): Die Frühphase ist gekennzeichnet durch erste emotionale Erfahrungen des Trinkens, die sich durch Entspannung, Erleichterung und Beruhigung sowie auch Schläfrigkeit äußern können.

Prodromalphase (2): Alkohol wird zunehmend als Mittel zur Verminderung psychischer Spannungen und Ängste benutzt. Es besteht eine Tendenz zur Steigerung der Trinkmenge. Mehr und mehr beherrscht das wachsende Verlangen nach Alkohol das Denken und Handeln. Die Suche nach Gelegenheiten, unauffällig Alkohol zu sich zu nehmen, wird zum zentralen Anliegen. Schuld- und Schamgefühle treten auf, sie werden verheimlicht und die Gefühle privatisiert. Unangenehme Empfindungen werden immer häufiger mit Alkohol betäubt und die Fähigkeit zur Abstinenz, insbesondere in Belastungssituationen, nimmt stetig ab.

Kritische Phase (3): In der kritischen Phase machen sich deutliche psychische Veränderungen bemerkbar. Der Abhängigkeitskranke wird reizbar und unwillig. Auf Konfrontation wird mit Rationalisierungen, Bagatellisierungen und Leugnungen reagiert. Es entwickelt sich eine Toleranz gegenüber der Droge (Dosissteigerung). Das Denken wird zunehmend auf die Beschaffung der Droge konzentriert. Andere Lebensinhalte verlieren für den Abhängigkeitskranken an Bedeutung. Die Krisen im familiären, beruflichen und sozialen Bereich summieren sich zu neuen Belastungen, die in Depressionen, Selbstvorwürfen und Selbstbemitleidung ihren Ausdruck finden. Die einsetzende körperliche Abhängigkeit manifestiert sich u. a. im morgendlichen Trinken auf nüchternen Magen. Kontrollverluste treten häufiger auf, abstinente Intervalle werden kürzer und seltener. Die Nahrungsaufnahme wird vernachlässigt. Es kann zu sexuellen Störungen kommen, die von Eifersuchtsvorstellungen begleitet sein können. Bei manchen Abhängigkeitserkrankten zeigen sich erste körperliche Schäden, die möglicherweise eine somatische Behandlung erfordern.

Chronische Phase (4): Deutliche Schädigungsfolgen seelischer, körperlicher und sozialer Art kennzeichnen die chronische Phase. Dazu gehören beispielsweise zwanghaftes Trinken, Nachlassen der Alkoholverträglichkeit, Verlängerung der Rauschzustände, Beeinträchtigungen des Denkens, Angstzustände, psychomotorische Verlangsamung, ethischer Verfall, Abstieg im Sozialstatus. Das Trinken kann sich zu tagelangen Räuschen steigern.

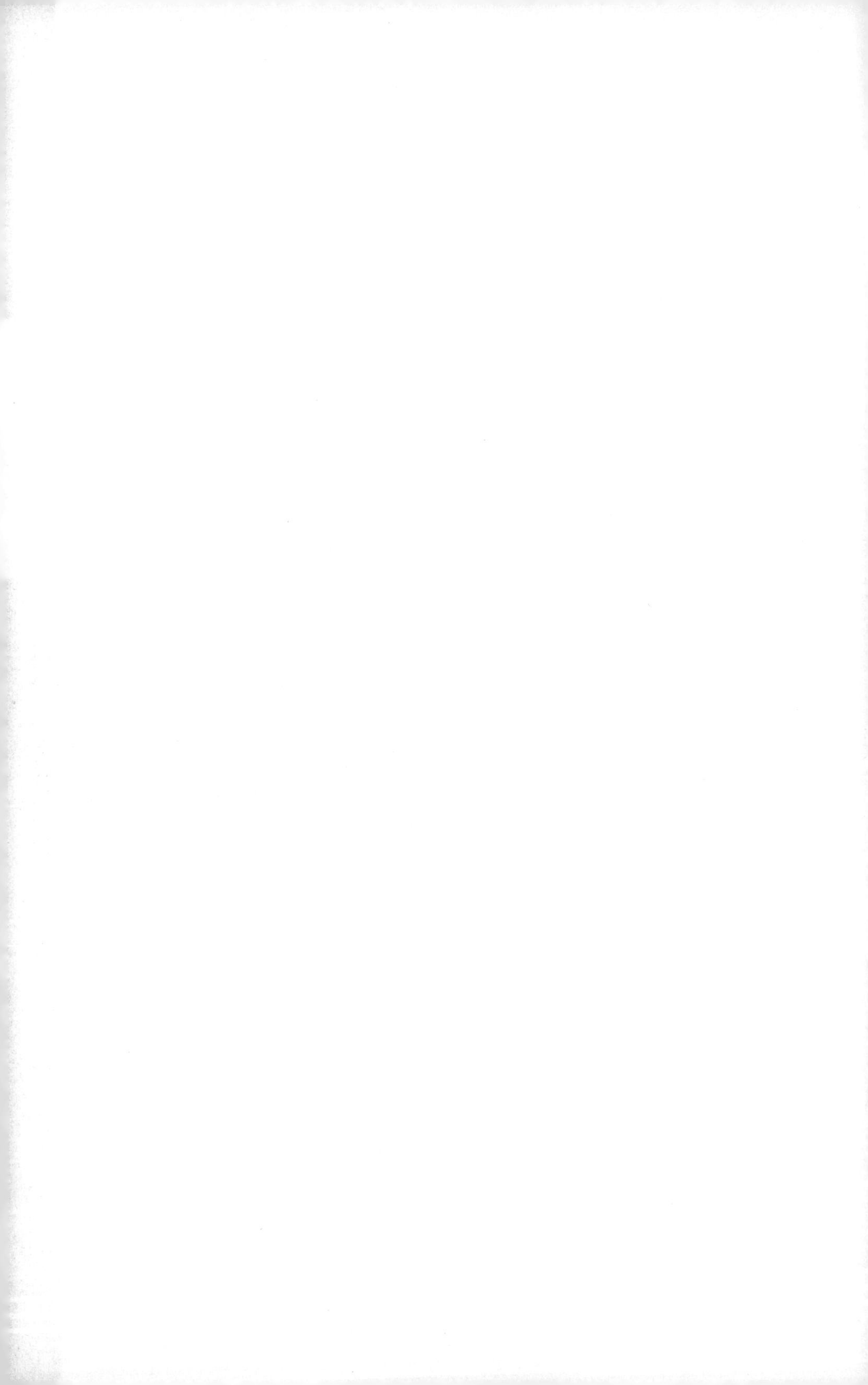

Veränderungskonzepte des Patienten

Hier ist sowohl das Maß der Anerkennung der Erkrankung als auch die Einstellung zum Behandlungsziel der Institution (Beratungsstelle, Klinik, Psychotherapeut) einzuschätzen.

Items:

- 5.S1 Subjektive Anerkennung der Abhängigkeitserkrankung (S. 56)
- 5.S2 Behandlungsziel der Institution/des Behandlers (S. 58)
- 5.S3 Einstellung zum Behandlungsziel (S. 59)

5.S1 Subjektive Anerkennung der Abhängigkeitserkrankung

Es ist einzuschätzen, inwieweit ein Patient für sich anerkennen kann, dass er eine Abhängigkeitserkrankung entwickelt hat und mit welcher Sicherheit und Konsequenz der Patient sich als abhängigkeitskrank ansieht. Die Einschätzung des Untersuchers spielt an dieser Stelle keine Rolle.

Die Skala ist nur anzuwenden, sofern objektiv eine Abhängigkeit (Item 1.S2 oder 1.S3 mindestens Stufe 2) vorliegt.

Kriterien:

- *Anerkennung der Unfähigkeit zum unproblematischen Konsum:* Der Patient kann anerkennen, dass er unfähig ist zum unproblematischen Gebrauch der bisher ausschließlich oder vorwiegend verwendeten Substanz.
- *Anerkennung der Unfähigkeit zum unproblematischen Konsum weiterer Stoffe:* Der Patient kann anerkennen, dass er unfähig ist zum unproblematischen Gebrauch weiterer psychotroper Substanzen.
- *Anerkennung der Unfähigkeit zum unproblematischen Konsum als dauerhaftes Problem:* Der Patient kann anerkennen, dass er dauerhaft unfähig ist zum unproblematischen Gebrauch psychotroper Substanzen.

Abstufung:

nicht/kaum (0)	mittel (2)	sehr hoch (4)
keine explizite Anerkennung der Unfähigkeit	mittlere Anerkennung der Unfähigkeit oder Anerkennung der Unfähigkeit als zeitlich begrenztes Phänomen	Eindeutige Anerkennung der Unfähigkeit, die auch als dauerhaft verstanden wird.

Beispiele:

Nicht/kaum (0): Der Patient ist innerhalb 14 Tagen zum zweiten Mal stationär wegen seines Alkoholproblems. Er ist akut intoxikiert eingeliefert worden, zeigt aber keine Anerkennung seiner Abhängigkeitserkrankung. Seinen Alkoholkonsum hält er für «unproblematisch»; er habe ihn «ab jetzt wieder im Griff».

Mittel (2): Die Patientin mit einem langjährigen Medikamentenabusus von Schmerz- und Schlafmitteln ist sich unsicher, ob bei ihr eine Abhängigkeitserkrankung besteht. Zwar erkennt sie an, dass sie den Gebrauch nicht mehr kontrollieren konnte, glaubt aber eher, dass es nur ein zeitlich begrenztes Phänomen sei.

Sehr hoch (4): Ein 32-jähriger Mann, der seit Jahren täglich Cannabis raucht, erkennt an, dass er zu einem unproblematischen Konsum nicht mehr in der Lage ist. Er denkt, auch wenn er aktuell im geschützten Rahmen abstinent ist, dass er für viele Jahre oder immer unfähig sein wird, Cannabis zu rauchen, ohne wieder massiv zu konsumieren.

5.S2 Behandlungsziel der Institution/des Behandlers

Es wird das Behandlungsziel der Institution bzw. des Behandlers angegeben. Sollte noch keine konkrete Behandlung geplant sein, ist die Einschätzung des Raters anzugeben, welches Ziel für den Patienten sinnvoll ist.

Kriterien:

- *Abstinenz:* Abstinenz meint, dass es das Ziel ist, jeglichen Konsum des Suchtmittels zu vermeiden. Bei mehreren Suchtmitteln oder Polytoxikomanie ist Abstinenz als Vermeidung all dieser Substanzen zu verstehen.
- *Modifikation:* Modifikation als Ziel meint, die Häufigkeit oder Menge des Konsums des Suchtmittels zu beeinflussen, ohne auf eine Abstinenz abzuzielen.

Abstufung:

Abstinenz (1)	Modifikation (2)
Behandlungsziel der Einrichtung ist die vollständige Abstinenz vom Suchtmittel.	Behandlungsziel der Einrichtung ist die Modifikation, in der Regel die Verringerung, des Suchtmittelkonsums.

Beispiele:

Abstinenz (1): Ein Patient mit einem langjährigen Alkoholproblem kommt in die Behandlung, und die Klinik versucht, ihn auf eine dauerhafte Alkoholabstinenz vorzubereiten.

Modifikation (2): Die junge Patientin mit einem langjährigen Cannabiskonsum und problematischen Konsum von Amphetamin (zumeist an Partys) kommt in die ambulante Praxis. Therapieziel ist es, den Konsum beider Stoffe deutlich zu reduzieren. Konkret wird vereinbart, den Cannabiskonsum auf den Freitag- und Samstagabend zu beschränken.

5.S3 Einstellung zum Behandlungsziel

Es wird eingeschätzt, in welchem Maße der Patient das von der behandelnden Institution für ihn vorgesehene Therapieziel befürwortet oder ablehnt.

Kriterien:

- Einzuschätzen ist die *emotionale Einstellung* des Patienten zum Behandlungsziel.
- Einzuschätzen ist die *kognitive Einstellung* des Patienten zum Behandlungsziel.

Abstufung:

nicht /kaum (0)	mittel (2)	sehr hoch (4)
Patient lehnt das Ziel der Einrichtung oder des Interviewers ab.	Patient bleibt ambivalent, ob er dem Ziel zustimmen soll, und legt sich nicht fest.	Patient stimmt dem Ziel explizit zu, und es ist ihm emotional wichtig.

Beispiele:

Nicht/kaum (0): Ein 40-jähriger Patient mit Alkoholabhängigkeit nimmt zwar an der Behandlung teil, lehnt das Behandlungsziel Abstinenz aber ab. Er lehnt zudem auch die vorgeschlagenen Maßnahmen zur Abstinenzsicherung ab.

Mittel (2): Ein jüngerer Mann mit Cannabiskonsum kann anerkennen, dass er seinen Konsum wie vorgeschlagen reduzieren soll. Er argumentiert allerdings, dass er bisher auch so zur Arbeit gegangen sei und es nicht so schlimm sei.

Sehr hoch (4): Eine Patientin mit massiven Alkoholproblemen stimmt dem Ziel der Abstinenz eindeutig zu und will alles nutzen, was ihr hilft, abstinent zu bleiben.

Veränderungsressourcen

Items:

- 6.S1 Offenheit zur Auseinandersetzung (S. 62)
- 6.S2 Ausmaß sozialer Aufforderungen (S. 64)
- 6.S3 Einstellung zu den sozialen Aufforderungen (S. 66)
- 6.S4 Ausmaß formaler Aufforderungen (S. 68)
- 6.S5 Einstellung zu den formalen Aufforderungen (S. 70)

6.S1 Offenheit zur Auseinandersetzung

Hier ist einzuschätzen, wieweit der Patient in der Lage und willens ist, den Einfluss psychischer Faktoren auf sein Suchtverhalten und auch den (kurz- und langfristigen) Einfluss des Suchtmittels auf seine psychische Verfassung anzuerkennen. Gefragt wird: Besteht eine Offenheit zur Auseinandersetzung mit der Abhängigkeit? Es kann dabei verschiedene Gründe für eine mangelnde Offenheit geben. Keine Offenheit besteht z. B. dann, wenn der Patient den Konsum auf äußere Umstände zurückführt und letztlich meint, er würde ihn psychisch nicht wirklich verändern. «Nicht vorhanden» ist auch dann zu wählen, wenn der Patient kognitiv so eingeschränkt ist, dass ihm keine Einsicht mehr möglich sein dürfte.

Kriterien:

- *Fähigkeit, sich kognitiv mit seiner Abhängigkeit auseinanderzusetzen:* Ist der Patient von seinen geistigen Fähigkeiten her dazu in der Lage, sich mit seiner Abhängigkeit auseinanderzusetzen?
- *Anerkennung des Einflusses von psychischen Faktoren auf das Suchtverhalten:* Erkennt der Patient an, dass sein Suchtverhalten mitbestimmt ist durch seine psychische Verfassung, oder bleibt er z. B. dabei, dass sein Suchtverhalten allein körperlich begründet oder sozial bedingt ist?
- *Anerkennung des Einflusses des Suchtmittels auf die psychische Verfassung:* Erkennt der Patient an, dass sein Konsumverhalten Einfluss nimmt auf seine psychische Verfassung (kurz- und langfristig), oder bleibt er z. B. dabei, dass sein Konsum lediglich einen «Rausch» auslöst und ihn ansonsten psychisch nicht verändert?

Abstufung:

nicht/kaum (0)	mittel (2)	sehr hoch (4)
Patient hat keine kognitive Fähigkeiten oder keine Offenheit zur Auseinandersetzung mit den Einflüssen/Wechselwirkungen zwischen Psyche und Abhängigkeit.	Patient hat überwiegend die kognitiven Fähigkeiten zur Auseinandersetzung, ist aber kaum offen für die Anerkennung von Einflüssen/Wechselwirkungen zwischen Psyche und Abhängigkeit.	Patient hat die kognitiven Fähigkeiten zur Auseinandersetzung und ist offen für die Anerkennung von Einflüssen/Wechselwirkungen zwischen Psyche und Abhängigkeit.

Beispiele:

Nicht/kaum (0): Ein 54-jähriger Patient mit langjähriger Alkoholabhängigkeit nimmt zwar an der Behandlung teil, ist aber kognitiv so weit eingeschränkt, dass er immer nur darauf fokussiert, er dürfe nichts mehr trinken. Jedweder Zusammenhang, warum er in welchen Situationen getrunken hat und was das mit ihm gemacht hat, ist ihm unverständlich. Von außen betrachtet hat er seit vielen Jahren sehr gewohnheitsmäßig jeden Tag massiv getrunken. Er äußert immer nur: «Nee, das ist nicht gut so viel zu trinken, ich muss es lassen.»

Mittel (2): Eine Patientin mit Heroinkonsum seit ca. zwei Jahren versucht zu verstehen, warum sie konsumiert hat. Letztlich bleibt sie aber immer dabei, es liege daran, dass sie mit den «falschen Leuten» unterwegs gewesen sei. Dabei ist es ihr durchaus möglich zu erkennen, dass der Konsum sie stark verändert.

Sehr hoch (4): Der Patient trinkt immer wieder zur Entspannung und in Krisensituationen Alkohol. Er erkennt an, dass er ein Alkoholproblem hat und merkt, dass er seine Probleme auf diese Weise nicht weiter «behandeln» kann. Ihm ist klar, dass er sich beim Konsum immer gut fühlt und er auf diese Weise die Kontrolle verliert. Er möchte besser verstehen, wie es dazu gekommen ist.

6.S2 Ausmaß sozialer Aufforderungen

Soziale Aufforderungen betreffen die Beziehung des Patienten zu seiner Familie, Freunden und informellen Institutionen, denen er freiwillig angehört. Nicht gemeint sind Aufforderungen des Gerichtes, des Arbeitgebers etc. (siehe Item 6.S4, S. 68). Die Konsequenzen, die dem Patienten drohen, wenn er diese Aufforderungen ignoriert, beziehen sich auf die Qualität bzw. den Fortbestand dieser Beziehungen. Die Aufforderungen können sich spezifisch darauf richten, dass der Patient eine bestimmte Behandlung antritt, sie können hinsichtlich des Weges zur Änderung aber auch offen bleiben.

Es ist einzuschätzen, ob und in welcher Intensität dem Patienten aus seinem persönlichen Umfeld negative Konsequenzen für die Beziehung in Aussicht gestellt werden, wenn er sein Konsumverhalten nicht ändert bzw. keine Behandlung antritt.

Kriterien:

- *Ausmaß der angekündigten negativen Folgen:* Die Spanne reicht hier von der Aussage der Bezugsperson des Patienten, sie werde sich vorläufig zurückziehen, wenn er nichts ändere, bis zur Ankündigung des endgültigen Beziehungsabbruchs.
- *Wahrscheinlichkeit des Eintretens negativer Folgen:* Wie fest rechnet der Patient damit, dass es tatsächlich zu negativen Folgen in der Beziehung kommt, wenn er hinsichtlich seiner Suchtmittelproblematik nichts ändert?
- *Emotionale Bedeutung der Personen, von denen die Aufforderung ausgeht:* Auch hier ist von der Perspektive des Patienten auszugehen.

Abstufung:

nicht/kaum (0)	mittel (2)	sehr hoch (4)
Auch wenn der Patient sein Konsumverhalten nicht ändert, muss er nicht mit negativen Konsequenzen durch das soziale Umfeld rechnen.	Wenn der Patient nichts ändert, vergrößert er das Risiko von negativen Konsequenzen oder hat relativ sicher leichtere Konsequenzen durch das soziale Umfeld zu erwarten.	Wenn der Patient nichts ändert, drohen ihm relativ sicher gravierende negative Konsequenzen durch das soziale Umfeld.

Beispiele:

Nicht/kaum (0): Der Patient ist in seiner unmittelbaren Umgebung noch nicht wegen seines Alkoholkonsums aufgefallen. Seine Ehefrau und sein Freundeskreis trinken ebenfalls und empfinden seinen Konsum nicht als problematisch.

Mittel (2): Die Geschwister des Patienten und deren Ehepartner haben ihm angekündigt, dass sie ihn nicht mehr zu sich einladen werden, wenn er an seinem Konsum nichts ändert. Da er alleinstehend ist, sind sie seine einzigen Bezugspersonen.

Sehr hoch (4): Die Ehefrau des Patienten hat mitgeteilt, dass sie mit den Kindern vorerst zu ihrer Schwester zieht und sich nur dann nicht endgültig trennen wird, wenn er jetzt eine Behandlung antritt und anschließend abstinent bleibt.

6.S3 Einstellung zu den sozialen Aufforderungen

Es wird eingeschätzt, wieweit der Patient die von außen drohenden Konsequenzen innerlich ablehnt bzw. sie zum Anlass für eine eigene Änderungsabsicht nimmt, die er ggfs. mit einer Behandlung umsetzen will.

Dieses Item wird nur dann bearbeitet, wenn im vorangegangenen Item festgestellt worden ist, dass nennenswerte soziale Aufforderungen zur Änderung vorliegen (Stufen 2 bis 4). Sollten keine sozialen Aufforderungen vorliegen, ist ⑨ (nicht beurteilbar) anzukreuzen.

Kriterien:

- *Ausmaß, in dem der Patient die drohenden Konsequenzen als gerechtfertigt und folgerichtig einsieht:* Lehnt der Patient die Konsequenzen als ungerechtfertigt ab, oder erscheinen sie ihm nachvollziehbar?
- *Ausmaß, in dem der Patient aus den Konsequenzen eine Veränderungsabsicht ableitet:* Nimmt der Patient die drohenden Konsequenzen gekränkt bzw. fatalistisch zur Kenntnis, oder will er sich bemühen, sie zu verhindern?
- *Ausmaß, in dem der Patient aus den äußeren Aufforderungen eine intrinsische Motivation entwickelt:* Geht es dem Patienten nur darum, die negativen Konsequenzen zu vermeiden, oder leitet er aus dem äußeren Anstoß eine weiterreichende eigene Änderungsmotivation ab?

Abstufung:

nicht/kaum (0)	mittel (2)	sehr hoch (4)
Patient sieht die drohenden sozialen Konsequenzen nicht ein und lehnt sie völlig ab. Es ist keine Motivation zur Änderung wahrzunehmen.	Patient hat eine schwankende oder leichte Einsicht in die drohenden sozialen Folgen. Er lehnt sie nicht völlig ab, findet sie aber unnötig oder übertrieben. Es sind Ansätze zu einer intrinsischen Motivation wahrzunehmen.	Patient sieht die drohenden sozialen Folgen als gerechtfertigt an. Er nutzt sie als Anstoß für eine eigene Änderungsabsicht. Trotz der Behandlungsaufforderung erscheint er intrinsisch motiviert.

Beispiele:

Nicht/kaum (0): Der Patient wertet die wiederholten Drohungen seiner Frau, sie werde sich von ihm trennen, als Ausdruck ihres nörglerischen Wesens. Er sieht keinen Anlass, sein Konsumverhalten in Frage zu stellen oder gar zu ändern.

Mittel (2): Der Patient meint, dass er seiner Frau und seinen Verwandten ohnehin nichts recht machen kann, und zeigt sich deshalb von deren Kritik an seinem Konsum wenig beeindruckt. Dass seine verheiratete Tochter ihn nicht mehr mit dem Enkelkind besuchen will, hat ihn aber doch getroffen. Er denkt darüber nach, ob er einmal eine Entgiftung mitmachen sollte.

Sehr hoch (4): Der Patient ist erschüttert, dass seine Vereinskameraden ihm mitgeteilt haben, sie wollten nichts mehr mit ihm zu tun haben, wenn er nicht endlich etwas gegen seinen Cannabis- und Beruhigungsmittelkonsum tut. Er nimmt wahr, dass er alle anderen Kontakte bereits wegen seiner Suchtmittelproblematik verloren hat. Er hat sich nach der Aussprache mit seinen Kameraden von sich aus zu einer Beratungsstelle begeben und sich um eine Rehabilitation bemüht. Er strengt sich an, in der Wartezeit bis zum Antritt der Maßnahme abstinent zu bleiben.

6.S4 Ausmaß formaler Aufforderungen

Unter formalen Aufforderungen werden Auflagen verstanden, die Institutionen (z. B. Gericht, Arbeitsagentur, Arbeitgeber) an den Patienten richten, sich Maßnahmen zur Behandlung seiner Abhängigkeitserkrankung zu unterziehen.

Wieweit auch die Art dieser Behandlung festgelegt ist, kann von Fall zu Fall variieren. Dem Patienten drohen Konsequenzen, wenn er die Auflage ignoriert. Vorausgesetzt wird, dass ihm die Konsequenzen bekannt sind und er sie kognitiv erfassen kann.

Es ist einzuschätzen, wieweit der Patient aktuell formalen Behandlungsauflagen unterliegt.

Kriterien:

- *Schwere der angedrohten Konsequenzen:* Wie gravierend wären die Auswirkungen der angedrohten Konsequenzen (z. B. Arbeitsplatzverlust, juristische Verurteilung) für die Lebensführung bzw. das Wertesystem des Patienten?
- *Wahrscheinlichkeit des Eintretens der angedrohten Konsequenzen:* Wie fest muss der Patient damit rechnen, dass die angekündigten Konsequenzen tatsächlich eintreten, wenn er die verlangte Behandlung verweigert?

Abstufung:

nicht/kaum (0)	mittel (2)	sehr hoch (4)
Auch wenn der Patient keine Behandlung antritt, muss er nicht mit negativen Konsequenzen seitens äußerer Instanzen rechnen.	Wenn der Patient keine Behandlung antritt, vergrößert er aktuell das Risiko von negativen Konsequenzen seitens äußerer Instanzen.	Wenn der Patient keine Behandlung antritt, drohen ihm mit Sicherheit gravierende negative Konsequenzen seitens äußerer Instanzen.

Beispiele:

Nicht/kaum (0): Der Patient unterliegt keinen formalen Aufforderungen.

Mittel (2): Der Patient ist angetrunken am Arbeitsplatz aufgefallen. Der Arbeitgeber hat festgelegt, dass eine formale Abmahnung ausgesprochen wird, wenn der Patient sich nicht in Behandlung begibt.

Sehr hoch (4): Ein Gericht hat für einen drogenabhängigen Patienten verfügt, dass eine mehrmonatige Haftstrafe nur dann zur Bewährung ausgesetzt wird, wenn er sich umgehend in stationäre Behandlung begibt.

6.S5 Einstellung zu den formalen Aufforderungen

Es ist einzuschätzen, ob der Patient die von außen gesetzten Konsequenzen innerlich ablehnt oder aber zum Anlass für eine eigene Behandlungsabsicht nimmt.

Dieses Item wird nur dann bearbeitet, wenn im vorangegangenen festgestellt worden ist, dass nennenswerte formale Aufforderungen für eine Behandlung vorliegen (Stufen 2 bis 4). Sollten keine formalen Behandlungsauflagen vorliegen, ist ⑨ anzukreuzen.

Kriterien:

- *Ausmaß, in dem der Patient die drohenden Konsequenzen als gerechtfertigt und folgerichtig einsieht:* Lehnt der Patient die Konsequenzen als ungerechtfertigt ab oder erscheinen sie ihm nachvollziehbar?
- *Ausmaß, in dem der Patient die Behandlungsauflage zum Anstoß für eine eigene Behandlungsmotivation nimmt:* Die Spanne reicht vom offenen Widerstand gegen jede Form persönlicher Auseinandersetzung mit seiner Suchtmittelproblematik bis zu einer glaubhaften eigenen Behandlungsmotivation.

Abstufung:

nicht/kaum (0)	mittel (2)	sehr hoch (4)
Patient sieht die drohenden äußeren Konsequenzen nicht ein und lehnt sie völlig ab. Er sperrt sich gegen jede persönliche Auseinandersetzung mit den Inhalten der Behandlung.	Patient hat eine schwankende oder leichte Einsicht in die drohenden äußeren Konsequenzen. Er lehnt sie nicht völlig ab, findet sie aber unnötig oder übertrieben.	Patient sieht die drohenden Konsequenzen als gerechtfertigt an. Er nutzt sie als Anstoß für eine eigene Änderungsabsicht.

Beispiele:

Nicht/kaum (0): Der Patient sieht die Behandlungsauflage der Arbeitsagentur als Schikane an, der er sich notgedrungen unterwerfen muss, um der Kürzung seiner Bezüge zu entgehen. Er lehnt es ausdrücklich ab, in der Behandlung über Umstände und Hintergründe seines Suchtmittelgebrauchs zu sprechen.

Mittel (2): Der drogenabhängige Patient findet es übertrieben, dass ein Gericht eine Haftstrafe wegen Beschaffungsdelikten nur unter einer Behandlungsauflage zur Bewährung ausgesetzt hat. Auf der anderen Seite wirkt er erleichtert, durch die auferlegte Behandlung Abstand von der «Szene» zu gewinnen.

Sehr hoch (4): Der alkoholabhängige Patient hat als Berufskraftfahrer seinen Führerschein wegen Fahrens unter Alkohol verloren. Sein Arbeitgeber will ihn nur dann im Lager weiterbeschäftigen, wenn er eine Rehabilitation absolviert. Der Patient ist erschrocken über seine Alkoholfahrt und will versuchen, eine Abstinenz zu erreichen. Er äußert von sich aus den Wunsch, in der Behandlung auch seine Beziehung zu seiner Frau zu verbessern, da seine Ehe durch sein Trinken kurz vor der Scheidung stehe.

Veränderungshemmnisse

Items:

- 7.S1 Ausmaß der familiären Belastung (Primärfamilie) (S. 74)
- 7.S2 Ausmaß der familiären Belastung (aktuelle Familie/Beziehungen) (S. 76)
- 7.S3 Aktuelle besondere psychosoziale Belastung (S. 78)

7.S1 Ausmaß der familiären Belastung (Primärfamilie)

Hier ist einzuschätzen, wieweit der Patient in seiner Primärfamilie mit problematischem Konsum oder Abhängigkeit konfrontiert war.

Als Primärfamilie gilt in diesem Zusammenhang die Familie, in der der Patient aufgewachsen ist, also in der Regel seine Eltern und Geschwister. Unter Umständen kann es sich auch um andere Personen handeln. Als Zeitspanne gilt die Zeit, in der der Patient keinen eigenen Haushalt hatte bis maximal 25 Jahre. Bei den konsumierten Stoffen kann es sich auch um andere handeln, als der Patient aktuell konsumiert.

Kriterien:

- *Ausmaß des Missbrauchs bzw. der Abhängigkeit:* Gab es in der Primärfamilie einen Missbrauch bzw. eine Abhängigkeit?
- *Dauer und Schwere des Einflusses auf den Patienten:* Es ist zu berücksichtigen, wie lange und wie schwer der Patient diesem Geschehen ausgesetzt war.
- *Anzahl der betroffenen Personen in der Primärfamilie:* Hier geht es um die Frage, wie viele Personen einen pathologischen Konsum betrieben haben und wie nahe diese dem Patienten standen, z. B. ein Elternteil, ein Großelternteil, beide Eltern, zwei ältere Brüder etc.

Abstufung:

nicht/kaum (0)	mittel (2)	sehr hoch (4)
Kein Familienmitglied, bei dem ein Substanzmissbrauch oder Abhängigkeit vorlag, oder eine Person, die nicht im Haushalt lebte.	Bei einer oder mehreren Personen der Primärfamilie lag ein Missbrauch oder Abhängigkeit vor und der Patient war über einen längeren Zeitraum damit direkt konfrontiert.	Mehrere oder alle Personen der Primärfamilie waren bzw. sind abhängig. Der Patient wuchs in einem weitgehend von Suchtmitteln bestimmten Umfeld auf.

Beispiele:

Nicht/kaum (0): Der Patient weiß, dass ein angeheirateter Onkel, zu dem er nur sporadisch Kontakt hatte, ein Alkoholproblem hat. Die Ehe zwischen diesem Onkel und der Tante sei dann auch auseinandergegangen.

Mittel (2): Der Vater einer Patientin ist alkoholabhängig, seit Jahren ist er abstinent. Sie kann sich aber nicht daran erinnern, ob der Vater in ihrer Kindheit abstinente Phasen hatte. Meistens hat sie ihn angetrunken in Erinnerung. Es kam immer wieder zu Drohungen seitens der Mutter, den Vater mit der Tochter zu verlassen, was sie aber nie umgesetzt hat. Als Jugendliche beauftragte die Mutter die Patientin, den Konsum des Vaters in ihrer Abwesenheit zu kontrollieren.

Sehr hoch (4): Beide Eltern der Herkunftsfamilie, in der der Patient aufgewachsen ist, sind abhängig und nicht abstinent. Alkoholische Getränke sind oft die einzigen Getränke zu Hause. Mit sieben Jahren geht der Patient an den Kühlschrank, weil er Durst hat, und trinkt Rotwein, den er darin findet, andere Getränke kann sich die Familie nicht mehr leisten. Die Mutter verkauft das Spielzeug des Jungen, um die finanziellen Probleme lösen zu können. Die Kinder sind i. d. R. sich selbst überlassen. Aufgrund von Beschwerden (Lärmbelästigung, Gewalt etc.) ist die Polizei öfter in der Wohnung.

7.S2 Ausmaß der familiären Belastung (aktuelle Familie/Beziehungen)

Hier ist einzuschätzen, wieweit der Patient in seiner aktuellen Familie oder Lebensgemeinschaft mit problematischem Konsum oder Abhängigkeit konfrontiert ist.

Als aktuelle Familie bzw. Beziehung gilt in diesem Zusammenhang die Familie, mit der der Patient aktuell zusammenlebt bzw. die aktuellen Lebenspartner. Typischerweise handelt es sich um den Ehepartner oder Lebenspartner, mit dem man nicht zwangsläufig zusammen wohnen muss. Dazu gezählt werden ebenfalls alle anderen Personen, mit denen der Patient aktuell in Wohngemeinschaft lebt, z. B. Mitbewohner einer WG, eigene oder fremde Kinder, die im Haushalt leben etc. Ebenfalls berücksichtigt werden sollen Familienmitglieder wie Eltern, Brüder etc., zu denen ein reger Kontakt besteht, auch wenn sie nicht im gleichen Haushalt wohnen.

Kriterien:

- *Ausmaß des Konsums bzw. Missbrauchs bzw. Abhängigkeit:* Gibt es in der aktuellen Familie einen Missbrauch bzw. Abhängigkeit?
- *Dauer und Schwere des Einflusses auf den Patienten:* Es ist zu berücksichtigen, wie lange und wie schwer der Patient diesem Geschehen in den letzten Jahren ausgesetzt war.
- *Anzahl der betroffenen Personen in der aktuellen Familie:* Hier geht es um die Frage, wie viele Personen einen pathologischen Konsum betreiben und wie nahe diese dem Patienten stehen, z. B. ein langjähriger Partner, Mitbewohner etc.

Abstufung:

nicht/kaum (0)	mittel (2)	sehr hoch (4)
Außer dem Patienten gibt es niemanden mit Missbrauch oder Abhängigkeit.	Weitere Personen des aktuellen familiären Umfeldes sind von Missbrauch bzw. Abhängigkeit betroffen.	Der überwiegende Teil des aktuellen Umfeldes betreibt Substanzmissbrauch bzw. abhängigen Konsum. Der Patient ist massiv damit konfrontiert.

Beispiele:

Nicht/kaum (0): Die Patientin lebt mit ihrem Mann und dem gemeinsamen Sohn in einem Haushalt. Der Ehemann trinkt nur zu Festlichkeiten ein bis zwei Bier. Der Sohn hat gelegentlich gekifft, dies aber wieder eingestellt. In der Verwandtschaft gibt es ansonsten keine Abhängigkeitsprobleme.

Mittel (2): Die Partnerin des Patienten trifft sich wöchentlich zum Doppelkopfspielen mit Freundinnen und kommt dann alkoholisiert nach Hause. Auch bei Familienfeiern kommt es vor, dass sie stark alkoholisiert ist. Darin wird aber von ihrer Seite kein Problem gesehen.

Sehr hoch (4): Der Partner der Patientin ist alkoholabhängig. Im Haushalt befinden sich immer große Mengen an Alkohol. Der gemeinsame Sohn ist drogenabhängig.

7.S3 Aktuelle besondere psychosoziale Belastung

Hier ist einzuschätzen, inwieweit der Patient aktuell unter belastenden sozialen Bedingungen lebt, die seine Möglichkeiten einer konstruktiven Weiterentwicklung in besonderem Maße einschränken. Damit ist beispielsweise gemeint: soziale Isolation, Arbeitslosigkeit, Obdachlosigkeit, chronische Erkrankung des Partners oder anderer naher Angehörigen.

Für die Einschätzung ist es nicht wichtig, ob die belastenden Lebensbedingungen die psychischen Probleme bzw. die Abhängigkeitsproblematik des Patienten verursacht haben, deren Folgen sind oder unabhängig davon bestehen.

Kriterien:

- *Wie schwer sind die vorhandenen besonderen Belastungen?* Mindern sie lediglich seine Ressourcen oder verletzen sie seine psychische und/oder körperliche Integrität?
- *Wie zahlreich und wie durchgängig sind die vorhandenen besonderen Belastungen?* Prägen sie die gesamte Lebensführung, oder gibt es Lebensbereiche, die davon unberührt sind?

Abstufung:

nicht/kaum (0)	mittel (2)	sehr hoch (4)
Die Möglichkeiten des Patienten zur psychischen Weiterentwicklung werden nicht besonders beschränkt.	Patient lebt unter besonderen Bedingungen, die eine psychische Weiterentwicklung überdurchschnittlich erschweren.	Patient unterliegt Belastungen, die ihm eine psychische Weiterentwicklung weitgehend unmöglich machen.

Beispiele:

Nicht/kaum (0): Ein Patient arbeitet als Briefzusteller. Seine Frau ist nachmittags teilzeitbeschäftigt. Nach dem Dienst holt er die zwei Kinder aus der Tagesstätte ab und ist bis zum Abend allein für deren Betreuung zuständig. Die finanziellen Verhältnisse sind bis auf einen laufenden Kleinkredit ausgeglichen.

Mittel (2): Eine Patientin erzieht seit ihrer Scheidung ihre vier und sieben Jahre alten Kinder allein. Das jüngere der beiden ist hyperaktiv. Um die finanzielle Grundsicherung aufzustocken, musste die Patientin mehrere Putzstellen übernehmen. Eine Freundin oder ihre Mutter betreuen dann die Kinder.

Sehr hoch (4): Ein Patient ist seit längerem obdachlos. Der Kontakt zu Angehörigen ist vollständig abgebrochen und andere Beziehungen dienen ausschließlich dem Alkoholkonsum. Wegen wiederholten Schwarzfahrens ist ein Strafverfahren anhängig.

4. Die Suchtspirale

Das OPD-Modul Abhängigkeitserkrankungen bietet für die Operationalisierung der Suchtspirale zwei einander ergänzende Instrumente an, welche die Psychodynamik bei Abhängigkeitserkrankungen erfassen können. Mit der Formulierung im Textschema wird der Prozess der individuellen Abhängigkeitsentwicklung rekonstruiert und gleichzeitig in Bezug zu den in der OPD-Diagnostik abgeleiteten Foki gesetzt. Damit wird nachvollziehbar die Verbindung von Persönlichkeitsaspekten und Suchtentwicklung dargestellt, woraus Hinweise für die Therapie abgeleitet werden können. Diese Verknüpfung kann allerdings nur angewendet werden, wenn auf Grundlage des Interviews ein OPD-Rating mit Ableitung von OPD-Foki gemacht wurde. Wurde kein OPD-Rating durchgeführt, kann die Suchtspirale formuliert, aber nicht zur Eingangsproblematik in Bezug gesetzt werden.

In einem zweiten Schritt wird in Bezug auf die Aspekte der Suchtspirale operationalisiert, wieweit sich die Suchtmittelabhängigkeit «verselbständigt» hat. Mit Verselbstständigung ist der bei stoffgebundenen chronischen Abhängigkeitserkrankungen typische Prozess einer Ablösung des Konsums von den Eingangsbedingungen gemeint. Die Suchtspirale ist deshalb auch nur dann zu bearbeiten, wenn eine Abhängigkeit (siehe Item 1.S2 oder 1.S3 mindestens Stufe 2) vorliegt.

Formulierung der Suchtspirale

Grundlage für die Formulierung der Suchtspirale ist eine ausführliche und genaue Suchtanamnese, die innerhalb des Interviews zu erheben ist. Dabei ist es hilfreich, Informationen über Konsumbeginn, Konsummotive, Konsummengen, Phasen und Motive der Konsumsteigerung oder -minderung, begleitende Ereignisse, Konsum und Gestaltung von Beziehungen, Konsum und allgemeine Lebensgestaltung zu erfragen. Die auf diesem Weg erhaltenen Informationen sind mit den vier Aspekten der Suchtspirale – Funktion, Gewöhnung, Konsumsteigerung, Schädigung – zu kombinieren.

Konkretes Vorgehen: Zunächst sind die Informationen aus dem Interview und der Suchtanamnese den Aspekten der Suchtspirale zuzuordnen, und es ist retrospektiv eine zeitliche Einordnung vorzunehmen, damit das dynamische Geschehen der Suchtentwicklung deutlich wird. Im Verlauf der Suchtentwicklung werden, wie schon beschrieben, die Aspekte der Suchtspirale möglicherweise vielfach durchlaufen.

Folgende Fragen sind zu beantworten:

- *Aspekt «Funktion»:* Welche psychodynamische Funktion hat bzw. hatte der Suchtmittelkonsum? Was wird bzw. wurde durch den Suchtmittelkonsum aktuell oder ursprünglich kompensiert? Wie und unter welchen inneren und äußeren Bedingungen geschah dies? Welche konkreten Veränderungen der Funktion des Konsums gab es im Verlauf?
- *Aspekt «Gewöhnung»:* Inwiefern, in welchem Ausmaß und in welcher zeitlichen Abfolge ist eine Gewöhnung an den Suchtmittelkonsum eingetreten? Wann und in welchem Ausmaß wurde der Konsum ständiger Bestandteil der Alltagsgestaltung?
- *Aspekt «Konsumsteigerung»:* In welcher Form, wann und unter welchen Umständen hat sich eine Steigerung des Suchtmittelkonsums vollzogen? Welche Auswirkungen traten dann ein?
- *Aspekt «Schädigung»:* In welchen Bereichen (körperlich, psychisch, sozial, beruflich) hat der Mittelkonsum zu welcher Art und welchem Ausmaß von Schädigungen geführt? Diese Schädigungen sind möglicherweise Ausgangspunkt einer zusätzlichen sekundären Kompensation durch das Suchtmittel.

Im nächsten Schritt sind die Foki aus dem OPD-Rating den Aspekten der Suchtspirale zuordnen.

Aspekt «Funktion»:
OPD-Foki: Wie stehen die durch den Suchtmittelkonsum kompensierten Defizite mit den Foki in Beziehung?

(Zum Beispiel: Der Konsum hat die psychodynamische Funktion, die Unsicherheit im Selbstbild, die auf einen Selbstwertkonflikt im passiven Modus zurückgeht, erträglicher zu machen. Negative Gefühle können schlecht ausgehalten werden, was auf basale strukturelle Defizite zurückzuführen ist, und der Konsum ist in diesem Zusammenhang zu sehen.)

Aspekt «Gewöhnung»:
OPD-Foki: Eine vordergründig erfolgreiche Kompensation. Welcher Fokus ist beteiligt bei der Gewöhnung an das Suchtmittel?

(Zum Beispiel: Die Gewöhnung wird getragen durch eine Stabilisierung des Selbstwertgefühls, die durch den regelmäßigen Suchtmittelkonsum erreicht wurde.)

Aspekt «Konsumsteigerung»:
OPD-Foki: Welcher Fokus wird durch die Gewöhnung an das Suchtmittel oder durch weitere Ereignisse aktualisiert, so dass eine Konsumsteigerung die Folge ist?

(Zum Beispiel: Die zunehmende Gewöhnung führt zu einem weiteren sozialen Rückzug und verstärkt den Selbstwertkonflikt, was eine Konsumsteigerung begünstigt. Die Konsumsteigerung vermindert zusätzlich die vorhandenen Selbststeuerungsfähigkeiten.)

Aspekt «Schädigung»:
OPD-Foki: Welche Foki oder Regulationsdefizite werden aktualisiert durch die konsumbedingten Schädigungen und werden dann mit weiterem Konsum beantwortet?

(Zum Beispiel: Die mangelhafte Fremdwahrnehmung hat sich durch den langanhaltenden Konsum mit langen Zeiten der Intoxikation weiter verschlechtert und führt über soziale Auseinandersetzungen dann zu einem vermehrten Konsum.)

Das Formulierungsschema soll dabei helfen, die notwendigen Informationen zuzuordnen und in übersichtlicher Form darzustellen. Dazu sollen in eigenen Worten die Informationen eingetragen werden. Dies soll möglichst konkret und auf den Einzelfall bezogen geschehen.

Die Spalte «OPD-2-Fokus» soll verwendet werden, um die Verbindung zu den relevanten Foki zu vermerken (z. B. ST 2.2 Affekttoleranz). Es ist auch möglich, die Foki in den Text einzuflechten (z. B.: Was sich besonders auswirkt vor dem Hintergrund des K1 Individuation versus Abhängigkeit).

Mithilfe dieses Schemas soll die Dynamik der Abhängigkeitsentwicklung in Verbindung mit der Grundproblematik des Patienten in übersichtlicher Form dargestellt werden.

A. S.Text: Formulierung der Suchtspirale

Beschreiben Sie bitte,		OPD-2-Fokus
… welche konkrete Funktion das Suchtmittel im Leben des Pat. hat: ↓	____ ____ ____ ____	____ ____ ____ ____
… welche Gewöhnung im Alltag sich daraus ergeben hat: ↓	____ ____ ____ ____	____ ____ ____ ____
… wie es dadurch zur Konsumsteigerung kommt: ↓	____ ____ ____ ____	____ ____ ____ ____
… welche dauerhafte Schädigung dadurch entstanden ist: ↓	____ ____ ____ ____	____ ____ ____ ____
… wie die Schädigung die Problematik, die zum Suchtmitteleinsatz führt, weiter verändert:	____ ____ ____ ____	____ ____ ____ ____

Beispiel 1: männlich, Kraftfahrer, 43 Jahre
Bei dem Patienten besteht seit mindestens zehn Jahren ein problematischer Alkoholkonsum. Er ist als alkoholabhängig einzuschätzen und befindet sich in der kritischen Phase nach Jellinek. Bisher sind kaum körperliche Probleme, dafür aber deutliche psychische Probleme aufgetreten.

Zu Beginn der Entwicklung setzte er den Alkohol häufig als Belohnung und zur Vermeidung von negativen Gefühlen, z. B. Einsamkeit, ein. Dies führte anfangs zwar zu einer psychischen Stabilisierung, aber auch zu einer Gewöhnung.

Mit der Erkenntnis, dass er keine anderen Ressourcen zur Verfügung hatte bzw. diese kaum aktivieren konnte und auf den Alkohol zurückgriff, erlebte er zunehmend starke Schamgefühle und fühlte sich abgewertet. In letzter Zeit war zudem beobachtbar, dass aufgrund geringerer Fähigkeiten zur Selbstwertregulation vermehrt Selbstmitleid entstand.

Eine vorübergehende Stabilisierung erreichte er durch Pseudobeziehungen in Gaststätten und den damit verbundenen Alkoholkonsum. Zentral war für ihn dabei, der Einsamkeit und den negativen Gefühlen des Selbstmitleids und der Kränkung zu entkommen. Es war aber immer mehr Alkohol notwendig, um diese Scheinwelt aufrechtzuerhalten, und es entstanden teilweise auch euphorische Gefühle, die ihn zu Fehlentscheidungen (z. B. Kneipier zu werden, sich finanziell zu überfordern) veranlassten.

In der Folge von beruflichen und sozialen Misserfolgen, die nicht von stabilen Beziehungen aufgefangen werden konnten, brach dieses System ein. In der Folge wurde die Einsamkeit immer drastischer erlebt und die Regulation von negativen Gefühlen und des Selbstwertes gelang kaum noch, so dass es zu einer weiteren Ausweitung des Alkoholkonsums kam.

Im OPD-Rating wurden der K1 (Individuation vs. Abhängigkeit) und der K4 (Selbstwertkonflikt) als wichtigste Konflikte und die Struktur insgesamt als mäßig bis gering integriert eingeschätzt.
Als Foki ausgewählt wurden der K1 und der K4 sowie ST2.3 «Selbstwertregulierung», ST4.4 «Bindungsfähigkeit» und ST4.2 «Introjekte nutzen». Die Selbstwertregulierung war ausgewählt worden, da neben dem konflikthaften Thema des Selbstwerts zunehmend sichtbar wurde, dass der Patient auch generell in seiner Fähigkeit, seinen Selbstwert zu regulieren, eingeschränkt war.

Beschreiben Sie bitte,		**OPD-2-Fokus**
… welche konkrete **Funktion** das Suchtmittel im Leben des Pat. hat: ↓	*Belohnung und Vermeidung von Gefühlen der Einsamkeit*	K1 (Individuation vs. Abhängigkeit), ST4.4 Bindungsfähigkeit, ST4.2 Introjekte nutzen
… welche **Gewöhnung** im Alltag sich daraus ergeben hat: ↓	*Die Stabilisierung im Konsum führt zu einer Gewöhnung, aber auch einer Zunahme von Scham, eines Gefühls der Abwertung und später des Selbstmitleides.*	K4 (Selbstwertkonflikt) ST2.3 Selbstwertregulierung
… wie es dadurch zur **Konsumsteigerung** kommt: ↓	*Die durch Gesellschaft und den Alkoholkonsum erlebten euphorischen Gefühle führten zu einer deutlichen Zunahme des Konsums und Zunahme der Gaststättenbesuche.*	Ersatz für ST4.2 Introjekte nutzen, vorübergehende Stabilisierung K1, K4
… welche dauerhafte **Schädigung** dadurch entstanden ist: ↓	*Zunahme von Misserfolgen, instabilen Beziehungen und beruflichem Versagen. Selbstwertregulierung gelingt immer weniger. Alleinsein wird drastischer erlebt.*	ST2.3 Selbstwertregulierung versagt, fortgesetzte Dekompensation in Konfliktthemen
… wie die Schädigung die Problematik, die zum Suchtmitteleinsatz führt, weiter verändert:	*weitere Zunahme des Konsums zur Bewältigung der Selbstwertregulierung und der spezifischen Konfliktthemen*	Kompensation jenseits der früheren Foki

Beispiel 2: weiblich, arbeitslos, 50 Jahre
Die Patientin ist seit vielen Jahren arbeitslos und weitgehend sozial isoliert. Ihr Alltag ist hauptsächlich durch die Alkoholbeschaffung und durch den Alkoholkonsum bestimmt. Beziehungen werden nur zu Trinkgefährten eingegangen und sind völlig funktional.

Im Alter von vierzehn Jahren kam sie das erste Mal mit Alkohol in Kontakt, trank dann aber bis zum Alter von siebzehn Jahren keinen mehr. Beide Eltern waren schon damals alkoholabhängig. Einen wirklichen Grund für den anfänglichen Konsum, sagt sie, habe es nicht gegeben. Rasch steigerte sich der tägliche Konsum auf ca. 12 bis 13 Flaschen Bier. Sie selbst kann für diesen schlagartigen Anstieg des Alkoholkonsums keine Gründe benennen. Überhaupt fällt auf, dass ihre Beschreibungen über ihre Gründe und Motive flach und wenig lebendig wirken. Ab dem 20. Lebensjahr trank sie die gleiche Menge täglich. Gewalt und andere Schwierigkeiten in Partnerschaften waren aufrechterhaltende Faktoren für ihre sich einsetzende Suchtentwicklung. Mit ca. 40 Jahren hat die Patientin für sich bemerkt, dass sie abhängig sei, weil körperliche Folgeerscheinungen bemerkbar wurden. Im nüchternen Zustand nach Entzugsbehandlung fällt auf, dass sie kaum in der Lage ist, Gefühle wahrzunehmen, zu benennen und zu differenzieren. Sie erlebt sich weitgehend fremdbestimmt.

Im OPD-Rating waren lebensbestimmende Konflikte nicht zuverlässig einzuschätzen. Das aktuelle Strukturniveau wurde als insgesamt gering eingestuft, und es wurde geäußert, dass das frühere Strukturniveau nicht mehr beurteilbar sei. Als Foki ausgewählt waren: «Selbststeuerung» z. B. ST2.2 «Affekttoleranz», ST2.3 «Selbstregulierung», «Kommunikation nach innen» ST3.1 «Affekte erleben».

Beschreiben Sie bitte,		OPD-2-Fokus
… welche konkrete **Funktion** das Suchtmittel im Leben des Pat. hat: ↓	*Alkohol wird eingesetzt, um den Alltag einigermaßen zu bewältigen, Entzugssymptomen entgegenzuwirken.*	Selbststeuerung z. B. ST2.2 Affekttoleranz
… welche **Gewöhnung** im Alltag sich daraus ergeben hat: ↓	*starke Gewöhnung (chronische Phase)*	Vermutlich gelang durch Konsum lange Zeit: ST2.3 Selbstwertregulierung
… wie es dadurch zur **Konsumsteigerung** kommt: ↓	*Die konsumierten Mengen richten sich nach den Entzugserscheinungen und z. B. nach den zur Verfügung stehenden finanziellen Ressourcen. Eher allmählich sinkende Mengen.*	entfällt hier
… welche dauerhafte **Schädigung** dadurch entstanden ist: ↓	*zahlreiche körperliche, soziale, psychische und kognitive Schäden*	entfällt hier
… wie die Schädigung die Problematik, die zum Suchtmitteleinsatz führt, weiter verändert:	*Fortsetzung des Konsums, um Folgeschäden «zu behandeln».*	entfällt hier

Items zur Verselbständigung der Abhängigkeitsentwicklung

Wie oben beschrieben, kann die psychodynamische Entwicklung der Abhängigkeit mittels der Aspekte «Funktion», «Gewöhnung», «Konsumsteigerung» und «Schädigung» dargestellt werden. Es tritt möglicherweise eine Verselbständigung der Abhängigkeitsentwicklung ein.

Das Ausmaß der Verselbständigung wird mit folgenden Items operationalisiert:

- *Psychodynamische Funktion des Suchtmittels:* Ausweitung und Entdifferenzierung der Auslöser und Wirkungen
- *Ausmaß der Gewöhnung:* Ausmaß der Integration des Suchtmittels in den Alltag
- *Konsumsteigerung:* Ausweitung des Konsums
- *Ausmaß der Schädigung:* Ausmaß der körperlichen, psychischen und sozialen Schäden
- *Ausmaß sekundäre Funktion:* Bedeutung der Schäden als Auslöser für weiteren Konsum
- Gesamt: Verselbständigung der Abhängigkeit

Bei dieser Einschätzung bieten die folgenden Items wichtige Informationen:

- 1.S2 Aktuelle Suchtproblematik
- 1.S3 Frühere Suchtproblematik
- 1.S4 Schweregrad der andauernden körperlichen Schädigung
- 1.S5 Schweregrad und Häufigkeit von delinquentem und/oder antisozialem Verhalten
- Extra-Item: Phasen des Alkoholkonsums.

A.S1 Psychodynamische Funktion des Suchtmittels

Ausweitung und Entdifferenzierung der Auslöser und Wirkungen: Es ist einzuschätzen, wie spezifisch und eingegrenzt sich die Auslöser und Wirkungen problematischen Konsumverhaltens zum gegebenen Zeitpunkt darstellen.

Kriterien:

- *Spezifität äußerer Situationen, die mit problematischem Konsum verknüpft sind:* Findet problematischer Konsum nur in wenigen eingegrenzten oder in praktisch allen Situationen statt? Gibt es Gelegenheiten, bei denen der Patient unauffällig konsumiert?
- *Spezifität innerer Befindlichkeiten, die zu problematischem Konsum führen:* Ist problematischer Konsum an eine bestimmte emotionale Ausgangslage geknüpft oder wird auf viele (im Extrem: alle) emotionalen Störungen mit Konsum reagiert?
- *Spezifität der Wirkungen des Konsums, die innerhalb des psychischen Systems des Patienten als kompensierend verstanden werden können:* Lässt sich die angezielte psychische Wirkung des Konsums präzise eingrenzen oder ist sie fluktuierend bzw. diffus?
- *Vorhandensein alternativer Kompensationsstrategien bei anderen empfundenen Belastungen:* Wieweit gibt es psychische Belastungen, die der Patient durch andere Strategien als durch Mittelkonsum bewältigt?

Abstufung:

nicht/kaum (0)	mittel (2)	sehr hoch (4)
Der problematische Konsum ist fest an spezifische situative und emotionale Bedingungen gebunden, Konsumwirkung erfüllt klar erkennbare psychodynamische Funktion, für andere Problemlagen sind alternative Kompensationsstrategien verfügbar.	Problematischer Konsum unter mehreren äußeren und inneren Bedingungen, Konsumwirkung erfüllt unterschiedliche unscharf abgegrenzte Funktionen, alternative Kompensationsstrategien sind selten und unzuverlässig.	Problematischer Konsum unabhängig von besonderen äußeren oder inneren Auslösern, Konsumwirkung ist diffus und nicht in spezifische psychologische Abläufe eingebettet, keine alternativen Kompensationsstrategien.

Beispiele:

Nicht/kaum (0): Ein Patient konsumiert immer dann bis zum Vollrausch, wenn er sich abends allein in seinem Apartment aufhält und darüber trauert, dass seine Frau ihn mit den gemeinsamen Kindern verlassen hat. Im Rausch hängt er zunächst melancholisch seinen Erinnerungen an die gemeinsame Zeit nach und schläft dann darüber ein. Nach besonders anstrengenden Arbeitstagen zieht er sich gewöhnlich auf sein Hobby (Modellbau) zurück. Dabei trinkt er gelegentlich eine Flasche Bier. In Gesellschaft fällt er durch seinen Konsum nicht auf.

Mittel (2): Ein Patient konsumiert seit langem zu Hause nach Feierabend, um von der als überfordernd empfundenen Arbeit abzuschalten. Seit einiger Zeit beruhigt er sich auch dann durch Mittelkonsum, wenn er sich über seinen pubertierenden Sohn geärgert hat. Im Gegensatz zu seiner sonstigen zurückhaltenden Art wird er nun unter dem Einfluss des Mittels auch verbal aggressiv. Manchmal unternimmt er noch Anläufe, sich durch Sport zu beruhigen; er hält sie jedoch nicht lange durch. Am Arbeitsplatz konsumiert er nicht.

Sehr hoch (4): Ein Patient konsumiert durchweg, sowohl allein als auch in Gesellschaft anderer Menschen. In sozialen Situationen macht es für die Menge seines Konsums keinen Unterschied mehr, ob er damit aus dem Rahmen des Erwarteten fällt oder nicht. Es lassen sich keine spezifischen inneren Zustände feststellen, die den Konsum auslösen. Die psychische Wirkung des Konsums lässt sich am ehesten als eine durchgängige psychische Nivellierung verstehen. Gelegentlich kann es nach exzessivem Konsum zu aggressiven Impulsdurchbrüchen kommen, die sich nicht immer auf äußere Auslöser zurückführen lassen.

A.S2 Ausmaß der Gewöhnung

Ausmaß der Integration des Suchtmittels in den Alltag:
Es ist einzuschätzen, wieweit der Patient unter verschiedenen Aspekten an den Konsum des Mittels gewöhnt ist, so dass dieser die Normalität und nicht die Ausnahme darstellt.

Kriterien:

- *Durchgängigkeit mehr oder minder starken Konsums in verschiedenen Alltagssituationen:* In wie vielen verschiedenen Alltagssituationen konsumiert der Patient gewöhnlich? Wieweit gibt es Gelegenheiten, bei denen er nicht konsumiert, obwohl es grundsätzlich möglich wäre?
- *Subjektive Wichtigkeit der Verfügbarkeit des Mittels:* Wie viel Anstrengung nimmt der Patient auf sich, um das Mittel verfügbar zu haben? Gibt es Aktivitäten, für die der Patient in Kauf nimmt, dass er dabei nicht konsumieren kann?
- *Inkaufnahme von Nachteilen, die sich aus der Konsumgewohnheit ergeben:* Welche negativen Konsequenzen toleriert der Patient, um nicht auf den Konsum verzichten zu müssen?

Abstufung:

nicht/kaum (0)	mittel (2)	sehr hoch (4)
Mehrzahl der Alltagssituationen ist nicht von Konsum bestimmt, auch Situationen ohne Konsummöglichkeit werden freiwillig aufgesucht, Selbstkontrolle zum Vermeiden negativer Folgen.	Alltägliches Leben wird weitgehend von Konsum begleitet, nur Situationen mit Konsumgelegenheit sind attraktiv, Einschränkung von Ressourcen wird in Kauf genommen und subjektiv normalisiert.	Lebensweise ist vollständig auf Konsum ausgerichtet, Verfügung über das Mittel ist das einzige Motiv zielgerichteten Handelns.

Beispiele:

Nicht/kaum (0): Ein junger Patient konsumiert häufig am Wochenende bei informellen Zusammenkünften (Gaststätte, Diskothek) exzessiv. An Wochenenden, an denen er für seinen Schachverein ein Turnier bestreitet, konsumiert er allenfalls geringe Mengen.

Mittel (2): Ein Patient konsumiert, abgesehen von der Arbeitszeit, bei den meisten Gelegenheiten seines Tagesablaufs, etwa in der Bahn bei der Heimfahrt von der Arbeit. Aus einer Foto-Arbeitsgemeinschaft hat er sich zurückgezogen. Seine Freizeit verbringt er vorwiegend in einer Garage, wo er mit Bekannten, die ebenfalls konsumieren, an Autos herumschraubt. Das Angebot einer beruflichen Fortbildung, bei der er Wochenendseminare besuchen müsste, hat er abgelehnt, weil er dann nicht wie gewohnt konsumieren könnte. Es ist ihm wichtig, immer einen Vorrat seines Mittels verfügbar zu haben.

Sehr hoch (4): Ein Patient lebt seit mehreren Jahren allein in seiner Wohnung und konsumiert durchgängig während des gesamten Tages. Er geht keinen Interessen nach und sitzt gewöhnlich vor dem Fernseher, ohne besonders auf das Programm zu achten. Das Haus verlässt er nur, um das Nötigste einzukaufen, insbesondere den Nachschub des Mittels zu besorgen.

A.S3 Konsumsteigerung

Ausweitung des Konsums:
Es wird eingeschätzt, wieweit seit dem Beginn des problematischen Konsums der Mittelgebrauch umfangreicher und wahlloser geworden ist.

Kriterien:
- Zunahme der konsumierten Menge
- Übergang zu stärkeren Sorten des gleichen Suchtmittels
- Konsum weiterer Suchtmittel

Abstufung:

nicht/kaum (0)	mittel (2)	sehr hoch (4)
keine nennenswerte Ausweitung der Menge und Art des konsumierten Mittels	Deutliche Entwicklung zu größeren Konsummengen bzw. stärkeren Dosen, Rückgriff auf andere Mittel, wenn das ursprüngliche nicht verfügbar ist.	Durchgängiger Konsum der maximal verfügbaren Menge, allein die Wirkung des Mittels ist wichtig.

Beispiele:

Nicht/kaum (0): Ein Patient kauft seit Jahren jeden Samstag einen Kasten Bier und 0,7 Liter Schnaps, die er über die Woche hinweg an den Abenden trinkt.

Mittel (2): Eine Patientin trinkt schon lange abends ein bis zwei Gläser Wein. Im letzten Jahr leert sie immer häufiger an einem Abend die ganze Flasche. Während sie früher Schnaps abgelehnt hat, hält sie nun eine Flasche Weinbrand auf Vorrat, auf die sie immer häufiger zum Kaffee zurückgreift. Bei der Arbeit nimmt sie neuerdings manchmal Beruhigungsmittel.

Sehr hoch (4): Ein Patient hat am Ende seiner Schulzeit mehrmals wöchentlich Cannabis geraucht und am Wochenende Ecstasy konsumiert. Er ist jetzt 30 Jahre alt und nimmt über den Tag hinweg mehrere Dosen Heroin. Wenn er keines zur Verfügung hat, greift er wahllos auf andere Drogen einschließlich Alkohol zurück, um Entzugserscheinungen zu vermeiden.

A.S4 Ausmaß der Schädigung

Ausmaß der körperlichen, psychischen und sozialen Schäden:
Es ist einzuschätzen, wieweit der Patient Schädigungen von Lebensbereichen und -funktionen erfahren hat, die sich als Folgen seines Suchtmittelkonsums verstehen lassen. Schädigungen können Einbußen gegenüber einem früher erreichten Stand darstellen oder auch das Ausbleiben von Fortschritten, die unter normalen Umständen zu erwarten gewesen wären.

Kriterien:

Das Ausmaß (Schwere und Ausbreitung) der Schädigung, die infolge seines Mittelkonsums in den Bereichen somatisch, psychisch und psychosozial entstanden ist. Bereiche:

- *organische Gesundheit:* z. B. Polyneuropathie, Leberfunktionen
- *kognitive Funktionen:* z. B. Kurzzeitgedächtnis, Konzentrationsfähigkeit
- *emotionale Funktionen:* z. B. Affekttoleranz, Affektregulierung, Spanne und Differenziertheit erlebbarer Emotionen
- *Beziehungen in der Primärgruppe:* z. B. Ausgestaltung und Bestand einer Partnerschaft, Wahrnehmung der Elternrolle
- *soziale Teilhabe:* z. B. Pflege eines Bekanntenkreises, soziale Aktivitäten
- *Beruf:* z. B. berufliche Fortentwicklung, Erhalt des Arbeitsplatzes

Abstufung:

nicht/kaum (0)	mittel (2)	sehr hoch (4)
Höchstens in wenigen Lebensbereichen leichte Einschränkungen, die unter Abstinenz relativ problemlos auszugleichen sein dürften.	Deutliche Einbußen in mehreren Bereichen, Schädigungen können auch unter Abstinenz wahrscheinlich erst nach einer längeren Neuanpassung ausgeglichen werden.	Starke Einbußen in den meisten Bereichen, mehrere davon dürften auch unter Abstinenz nicht mehr vollständig kompensiert werden können.

Beispiele:

Nicht/kaum (0): Eine Patientin lebt mit ihrem Mann und zwei Kindern zusammen. Sie ist halbtags berufstätig. In der Ehe kommt es vermehrt zu Auseinandersetzungen wegen ihres Konsums. Ihr Mann zieht sich zunehmend von ihr zurück, ist aber an der Aufrechterhaltung der Ehe interessiert. Ihr Vorgesetzter hat sie auf ihre nachlassende Arbeitsleistung angesprochen, ohne allerdings unmittelbare Konsequenzen anzukündigen.

Mittel (2): Bei einem Patienten finden sich über den Entzug hinaus Einschränkungen in der Gedächtnis- und Konzentrationsleistung. Seine Arbeitsstelle ist aufgrund seines Abhängigkeitsproblems gefährdet. Seine Ehefrau ist in eine eigene Wohnung gezogen, ist allerdings unter Umständen zu einer Wiederannäherung bereit.

Sehr hoch (4): Ein Patient zeigt kognitive Einschränkungen als Folge des Konsums, die als irreversibel eingeschätzt werden müssen. Seit dem konsumbedingten Verlust von Arbeit und Ehe lebt er seit vielen Jahren in einem möblierten Zimmer. Seine einzige Kontaktperson ist sein gesetzlicher Betreuer.

A.S5 Ausmaß der sekundären Funktion

Bedeutung der Schäden als Auslöser für weiteren Konsum:
Es wird eingeschätzt, wieweit der Patient mit seinem Mittelkonsum auf empfundene Problemlagen reagiert, die sich nicht aus seiner ursprünglichen Persönlichkeitsproblematik (den Foki der OPD-Einschätzung) ergeben, sondern ihrerseits unmittelbare oder vermittelte Folgen seines habituellen Suchtmittelgebrauchs darstellen.

Kriterium:

- Ausmaß des Konsums zur Bewältigung von Konsumfolgen

Abstufung:

nicht/kaum (0)	mittel (2)	sehr hoch (4)
Kein Konsum zur Bewältigung von Konsumfolgen, Auslöser und Funktionen des Konsums sind vollständig aus der psychischen Eingangsproblematik hergeleitet.	Erkennbarer Konsum zur Bewältigung von Konsumfolgen, Auslöser und Funktionen des Konsums sind zum Teil noch auf die Eingangsproblematik bezogen, zum anderen Teil bereits auf die Folgen der Abhängigkeitsproblematik.	Überwiegender Konsum zur Bewältigung von Konsumfolgen, Auslöser und Funktionen sind nicht mehr aus der Eingangsproblematik hergeleitet, sondern aus der Dynamik der verselbständigten Abhängigkeitserkrankung.

Beispiele:

Nicht/kaum (0): Eine Patientin mit einer Posttraumatischen Belastungsstörung konsumiert immer dann und nur dann exzessiv, wenn sie nach der Begegnung mit traumarelevanten Reizen unter Flashbacks leidet. Durch die massive Intoxikation bringt sie die Intrusionen zum Verschwinden.

Mittel (2): Ein Patient mit ausgeprägtem Konflikt «Kontrolle versus Unterwerfung» konsumiert regelmäßig exzessiv, wenn er sich am Arbeitsplatz über seinen Vorgesetzten geärgert hat, der ihn nach seinem Erleben bevormundet. Er steigert sich dann in Phantasien eigener Dominanz. Die Dynamik hat sich dadurch verschärft, dass ihm wegen Alkohols am Steuer der Führerschein entzogen wurde und er deshalb einen dienstlichen Aufgabenbereich nicht mehr wahrnehmen kann, in dem er bis dahin selbständig entscheiden konnte. Wenn seine Partnerin ihm Vorhaltungen wegen seines Trinkens macht, zieht er sich neuerdings in die Kneipe zurück.

Sehr hoch (4): Ein Patient ist wegen starker körperlicher Abhängigkeit und Entzugserscheinungen gezwungen, ständig einen gewissen Grad an Intoxikation aufrecht zu erhalten. Er lebt ohne eigenen Wohnsitz bei verschiedenen Kumpanen, die ebenfalls abhängig sind. Wenn es dort zu Auseinandersetzungen kommt, zieht er sich konsumierend in eine Gartenlaube zurück.

A.S6 Gesamt: Verselbständigung der Abhängigkeit

Hier ist in der klinischen Zusammenschau der vorangegangenen Einschätzungen zu bestimmen, wieweit die Abhängigkeitserkrankung des Patienten sich von seiner psychischen Eingangsproblematik abgelöst und eine selbsterhaltende Eigendynamik angenommen hat.

Kriterium:

- Einschätzungen der Items A.S1 bis A.S5

Abstufung:

nicht/kaum (0)	mittel (2)	sehr hoch (4)
Äußerungsformen der Abhängigkeitserkrankung sind noch in hohem Maße auf die psychische Eingangsproblematik bezogen, psychischer, sozialer und körperlicher Status des Patienten entspricht noch weitgehend demjenigen beim Eintritt in die Abhängigkeit.	Äußerungsformen der Abhängigkeitserkrankung nur zum Teil noch auf die psychische Eingangsproblematik bezogen, bereits deutliche Eigendynamik der Abhängigkeit, Status des Patienten ist seit dem Eintritt in die Abhängigkeit verändert.	Äußerungsformen der Abhängigkeitserkrankung stellen ein selbsterhaltendes System dar, Status des Patienten hat keinen relevanten Bezug mehr zu demjenigen beim Eintritt in die Abhängigkeit.

5. Aneignung der Abhängigkeitserkrankung

Hier wird eingeschätzt, wie ein Patient sich subjektiv zu seiner Abhängigkeit stellt. Die Skala kann nur dann sinnvoll angewandt werden, wenn nach objektiven Kriterien eine chronische stoffgebundene Abhängigkeit vorliegt (ICD-10-Klassifikation: F1X.2, OPD-Modul Abhängigkeit: Item 1.S2 oder 1.S3 mindestens Stufe 2).

Die subjektive Haltung des Patienten zu seiner Abhängigkeit muss aus seinen Äußerungen und verfügbaren klinischen Beobachtungen erschlossen werden. Bloße Bekundungen des Betroffenen ohne nachvollziehbaren Bezug zu entsprechendem Handeln oder innerer Auseinandersetzung sind keine ausreichenden Hinweise.

Die Skala erfasst den Stand der Auseinandersetzung mit der eigenen Abhängigkeit, der für das Individuum in den letzten Wochen bis Monaten kennzeichnend ist. Kurzfristige affektiv bestimmte Schwankungen sollen die diagnostische Einordnung nicht bestimmen.

Inhaltlich lassen sich bei der Auseinandersetzung mit der eigenen Abhängigkeit verschiedene Dimensionen voneinander unterscheiden, die zum Teil für unterschiedliche Phasen des Aneignungsprozesses unterschiedlich bedeutsam sind:

- Das Ausmaß, in dem der eigene Suchtmittelkonsum als problematisch anerkannt und daraus eine Notwendigkeit zur Änderung abgeleitet wird.
- die Einschätzung der Missbrauchsproblematik als reversibel oder überdauernd und daraus folgend die Entscheidung über das Ziel einer dauerhaften Abstinenz

- die Stellungnahme zu Rückfallimpulsen und zu Strategien der Abstinenzsicherung
- die subjektive Verarbeitung der Beziehung zwischen Abhängigkeit und psychischer Ausgangsproblematik
- die Integration der Abhängigkeitserkrankung in das Selbstkonzept.

Die Skala unterscheidet drei Niveaus der Aneignung (Abwehr, Akzeptanz, Kompensation). Jedes Niveau wird nochmals in zwei Stufen unterteilt (s. **Tab. 3**).

Tabelle 3: Die Skala der Aneignung

	Stufe
Abwehr der Anerkennung der eigenen Abhängigkeit	
Abwehr ohne Problemwahrnehmung	1
Abwehr mit Problemwahrnehmung	2
Akzeptanz der Abhängigkeit als erworbenes Merkmal der eigenen Person	
Akzeptanz ohne Konflikterleben	3
Akzeptanz mit Konflikterleben	4
Kompensation der mit der Abhängigkeit und der ihr zugrunde liegenden psychischen Ausgangsproblematik verbundenen Einschränkungen	
beginnende Kompensation	5
fortgeschrittene Kompensation	6

Die Skala beschreibt jedes der drei Niveaus der Aneignung zunächst in übergreifender Form. Jede Stufe wird ebenfalls konzeptionell definiert. Den Stufen werden mögliche Konkretisierungen der jeweils angesprochenen Haltung zugeordnet. Die verschiedenen Konkretisierungen bilden zum einen die unterschiedlichen inhaltlichen Dimensionen der Aneignung ab, zum anderen bezeichnen sie innerhalb der jeweiligen Stufe ein unterschiedlich weites Voranschreiten im Aneignungskontinuum. Zusammenfassend ist für jede Unterstufe eine idealtypische Aussage formuliert, die die vom Patienten vermittelte und vom Interviewer erschlossene Haltung wiedergibt.

Aus der Zusammenschau der verfügbaren Information wird der Patient einer der Aneignungsstufen zugeordnet. Als zusätzliche Hilfe zur Einschätzung findet sich im Anhang eine Liste mit spezifischen Auswertungskriterien (s. «Einschätzung der subjektiven Aneignung der Abhängigkeit» auf S. 131).

A.S7 Aneignung der Abhängigkeitserkrankung

Abwehr Patient erkennt seine Abhängigkeitserkrankung nicht als überdauernde erworbene Eigenart seiner Person an. Dementsprechend hat er nicht vor, sich um eine dauerhafte Abstinenz zu bemühen.

Abwehr ohne Problemwahrnehmung Patient erkennt nicht an, dass sein Mittelgebrauch überhaupt ein Problem darstellt, das von ihm irgendwelche Änderungsaktivitäten erfordert.	**1**
Mögliche Konkretisierungen: • Patient sieht seinen Konsum als unproblematisch an und gesteht auch nicht zu, dass andere Personen/Instanzen ihn als problematisch einschätzen. • Patient sieht seinen Konsum als unproblematisch an. Er nimmt wahr, dass andere Personen/Instanzen ihn als auffällig einschätzen, stellt das aber als deren Problem dar. • Patient gesteht zu, dass er (gelegentlich) zu viel konsumiert. Er geht davon aus, dass er jederzeit durch seine Willenskraft zu unauffälligem Konsum zurückkehren kann.	
Vermittelte Haltung: Ich konsumiere gar nicht zu viel. Vielleicht meinen das andere Leute, aber sie haben unrecht.	

Abwehr mit Problemwahrnehmung Patient erkennt an, dass sein Mittelgebrauch Anstrengungen zur Änderung erfordert. Die angestrebte Lösung liegt aber nicht in einer vollständigen, dauerhaften Abstinenz.	**2**
Mögliche Konkretisierungen: • Patient gesteht zu, dass er zurzeit zu viel konsumiert. Er bemüht sich, seinen Mittelgebrauch durch Kontrollstrategien zu mäßigen. • Patient erkennt an, dass sein gegenwärtiger Konsum problematisch ist und er zurzeit nicht zu einem unauffälligen Mittelgebrauch in der Lage ist. Er strebt deshalb vorläufig eine vollständige Abstinenz an. Für spätere Zeit hält er sich eine Rückkehr zu mäßigem Konsum offen. • Patient erkennt an, dass sein gegenwärtiger Konsum problematisch ist. Er macht dafür externe Größen oder eigene innere Verfassungen verantwortlich. Er geht davon aus, dass sich mit deren Verschwinden sein Konsumverhalten normalisieren oder sich ohne weitere Anstrengung eine konfliktfreie zufriedene Abstinenz einstellen würde.	
Vermittelte Haltung: Ich konsumiere tatsächlich (manchmal) zu viel. Ich sollte und ich kann meinen Konsum mäßigen. Oder: Wenn das und das in Ordnung kommt, brauche ich nicht mehr zu konsumieren.	

Akzeptanz Patient erkennt seine Unfähigkeit zu mäßigem Konsum an. Abstinenz wird verfolgt in der Form eines Gegenentwurfs, der der süchtigen Lebensweise in starrer Form gegenübergestellt wird.

Akzeptanz ohne Konflikterleben Patient verabsolutiert seine Abstinenzentscheidung zur Lösung aller seiner mit der Abhängigkeit verbundenen Probleme. Entweder will er ohne Mittelgebrauch so weiterleben wie bisher, oder er empfindet seine abstinente Lebensweise als neue Identität ohne Verbindung zur süchtigen Vergangenheit. Wenn er Rückfallimpulse überhaupt in Rechnung stellt, will er sie ausschließlich mit Willenskraft und Vernunft bekämpfen. Strategien der Abstinenzsicherung sieht er als unnötig an. Patient zeigt in Bezug auf seine Abhängigkeit keine Anzeichen einer bewussten Ambivalenz.	**3**
Mögliche Konkretisierungen: • Patient ist zu dauerhafter Abstinenz entschlossen. Dabei reduziert er seine Abhängigkeit auf das problematische Konsumverhalten. Er nimmt die emotionalen, sozialen und verhaltensbezogenen Aspekte seiner Sucht nicht wahr. Er will so weiterleben wie zuvor, jedoch kraft seines Willens auf den Konsum verzichten. • Patient ist sich dessen bewusst, dass seine Abhängigkeit eine spezifische Form des Lebens und Erlebens umfasst. Er stellt sie für sich selbst als endgültig abgeschlossen dar und setzt ihr ohne erlebten Konflikt eine idealisierte abstinente Lebensweise entgegen. • Patient nimmt zu keiner Zeit Impulse zur erneuten Suchtmitteleinnahme wahr. Er geht affektiv davon aus, dass er sein Suchtverlangen endgültig überwunden hat. • Patient nimmt gelegentlich Impulse zur Suchtmitteleinnahme wahr. Er ist davon überzeugt, dass er sie durch Willensanstrengung und Vernunft bewältigen kann.	
Vermittelte Haltung: Ich konsumiere nicht mehr und werde es nie wieder tun. Ich habe meine Abhängigkeit überwunden und jetzt ist alles gut.	

Akzeptanz mit Konflikterleben Patient nimmt mit affektiver Beteiligung die Möglichkeit eines Rückfalls wahr. Die Kräfte, die ihn dorthin bewegen, akzeptiert er nicht als Teil seiner Persönlichkeit, sondern erlebt sie als fremd und ausschließlich schlecht. Sofern er Strategien der Abstinenzsicherung anwendet, sind sie starr und schematisch. Patient erlebt insofern Ambivalenz, als sowohl abstinenz- als auch suchtgerichtete Kräfte subjektiv repräsentiert sind; zwischen ihnen nimmt er jedoch keinen Zusammenhang wahr.	**4**

Mögliche Konkretisierungen:

- Patient erkennt für sich selbst Rückfallgefahren an. Er sieht sie ausschließlich an äußere Situationen gebunden, die ihn ohne sein Zutun verführen oder überwältigen können.
- Patient erkennt an, dass innere Verfassungen für ihn rückfallgefährdend sein können. Er erlebt sie als unvorhersehbar, persönlichkeitsfremd und daher nicht handhabbar.
- Patient ist sich der Notwendigkeit bewusst, seine Abstinenz aktiv zu sichern. Seine Strategien beschränken sich jedoch auf das starre Festhalten an äußeren oder inneren Stützsystemen (Selbsthilfe, innere Maximen).
- Patient nimmt innere Impulse zur erneuten Suchtmitteleinnahme bewusst wahr. Er verurteilt sich selbst dafür und nutzt sie nicht als Anlass für ein weitergehendes Bemühen um eine flexiblere Abstinenzsicherung.
- Patient verarbeitet seine Suchterkrankung in undifferenzierter Weise schuld- und schambesetzt. Er zeigt keine Ansätze, sich offen und akzeptierend mit den emotionalen Hintergründen seiner Sucht auseinanderzusetzen.

Vermittelte Haltung:
Ich will nicht mehr konsumieren. Ich tue alles, um standhaft zu bleiben. Aber die Verführung draußen/die Sucht (das Verlangen, die Depression, der Leichtsinn …) in mir überfällt mich immer wieder. Ich bin dann machtlos und konsumiere doch.

Kompensation Patient setzt seine Anhängigkeit in Bezug zu seiner Persönlichkeit. Abstinenz erlebt er als positiven Erwerb. Er akzeptiert jedoch, dass er auch Impulse verspürt, die ihn zur Wiederaufnahme der süchtigen Lebensform drängen. Über die Bewältigung seiner Abhängigkeit nähert er sich der Bearbeitung seiner Ausgangsproblematik.

Beginnende Kompensation Im Vordergrund steht für den Patienten noch die Bewältigung seiner Abhängigkeit. Er öffnet sich seinem inneren Erleben, um so seine Abstinenz so gut wie möglich zu sichern. Dabei ist er fähig zu konflikthaftem Erleben hinsichtlich seiner Abstinenzentscheidung. Er entwickelt flexible Strategien zur Abstinenzwahrung. Er bemüht sich, seine Abhängigkeitserkrankung in sein Selbstbild einzuarbeiten.	5
Mögliche Konkretisierungen: • Patient sieht bei sich selbst spezifische innere Vorgänge (Gefühle, Motive) als entscheidend für die Rückfallgefährdung an. Er beobachtet sich in dieser Hinsicht, um seine Abstinenz zu sichern. • Patient setzt bewusst vorsorglich alternative Verhaltensweisen und mentale Strategien in Situationen ein, in denen er früher funktional auf sein Suchtmittel zurückgegriffen hat. • Patient nimmt auftretende Rückfallimpulse ohne Selbstverurteilung wahr. Er setzt ihnen mit bewusstem Konflikterleben selbstdisziplinierte, abstinenzgerichtete Gegenkräfte entgegen. • Patient verfügt über ein erprobtes Repertoire an Strategien, mit denen er auftretende Rückfallimpulse erfolgreich bewältigen kann. • Patient gesteht sich zu, dass der Mittelgebrauch früher für ihn auch positive Aspekte hatte. Er erlaubt sich Gefühle des Bedauerns über den Verlust dieser Möglichkeiten. • Patient setzt sich im Rahmen seiner Möglichkeiten differenziert mit der Bedeutung seiner Abhängigkeitserkrankung für seine Selbstdefinition und/oder seine soziale Position auseinander. • Patient zeigt Ansätze, sich offen und akzeptierend mit den emotionalen und biografischen Hintergründen seiner Abhängigkeit zu befassen.	
Vermittelte Haltung: Ich muss immer mal wieder gegen meine Sucht ankämpfen. Aber ich spüre, wann es so weit ist und weiß, was ich dann tun kann.	

<table>
<tr><td>Fortgeschrittene Kompensation
Patient hat seine Abhängigkeitserkrankung weitgehend in sein akzeptiertes Selbstbild integriert und sich mit ihr in seinem sozialen Umfeld positioniert. Abstinenzsicherung nimmt für ihn weiterhin einen hohen Stellenwert ein; die Abhängigkeit steht aber nicht mehr im Mittelpunkt seiner Aufmerksamkeit. Er bewegt sich auf die Kompensation seiner Ausgangsproblematik zu oder hat hier einen für ihn stimmigen Stand der Bewältigung erreicht.</td><td>6</td></tr>
<tr><td colspan="2">Mögliche Konkretisierungen:
• Patient versteht seine Abhängigkeitsentwicklung vor dem Hintergrund seiner Biografie. Er kann den Sinn seines früheren Suchtmittelgebrauchs auf seine persönliche Entwicklung beziehen.
• Patient nutzt bewusst die Bewältigung seiner Abhängigkeit zur persönlichen Weiterentwicklung.
• Patient kann sich in nachvollziehbarer Weise mitsamt seiner Abhängigkeit wertschätzen, ohne die negativen Aspekte auszublenden.
• Patient hat in seinem nachvollziehbaren Erleben bei Anerkennung seiner Abhängigkeit zu einer stimmigen Lebensweise gefunden.</td></tr>
<tr><td colspan="2">Vermittelte Haltung:
Ich bin abhängig. Ich lebe abstinent und muss immer noch etwas dafür tun. Aber ich lebe inzwischen besser als vorher und habe Platz für neue Erfahrungen.</td></tr>
</table>

6. Durchführung des Interviews

Voraussetzungen

Ziel des Interviews ist es, genügend Informationen zu erheben, um eine reliable und valide OPD-Einschätzung vornehmen zu können. Zusätzlich zum üblichen OPD-Interview ist dabei auf die suchtspezifischen Inhalte zu achten.

Die Befunde sollten nicht erhoben werden, während sich der Patient im intoxikierten Zustand befindet, zudem muss der Zeitpunkt des letzten Konsums berücksichtigt werden. Gegebenenfalls sollte die Art und das Ausmaß einer eventuell noch bestehenden Intoxikation zum Zeitpunkt des Interviews notiert werden.

Es wird empfohlen, das Interview mit ausreichendem Abstand zum letzten Konsum durchzuführen. Nach einem Alkoholentzug sollte eine Abstinenzzeit von vier Wochen oder mehr gewährleistet sein. Für die anderen Stoffgruppen wird empfohlen, die Zeiträume zwischen dem letzten Substanzkonsum und dem Interview entsprechend anzupassen. Der Zeitpunkt des Interviews in Relation zum letzten Konsum sollte notiert werden (z. B. 6½ Wochen nach Entzug).

Interviewergänzungen

Die Qualität der OPD-Einschätzung hängt stark von der Güte des Interviews ab und im Zweifelsfall ist eine ausführlichere Exploration einer knappen Interviewtechnik vorzuziehen. Die Phasen des OPD-Interviews bleiben erhalten:

- Eröffnungsphase
- Beziehungsepisoden
- Selbsterleben
- Objekterleben
- Psychotherapiemotivation, Behandlungsvoraussetzungen, Einsichtsfähigkeit.

Durch das OPD-Modul Abhängigkeitserkrankungen kommen weitere Inhalte hinzu, die im Interview aktiv exploriert werden müssen.

Für die Erfassung des Suchtmittelmissbrauchs bzw. einer Abhängigkeitserkrankung empfiehlt es sich, die Angaben zu Schwere und Dauer des Konsums mit möglichst genauen Nachfragen zu Zeiten und Menge zu erheben. Ressourcen und Hemmnisse müssen ebenso wie die Aspekte der Suchtspirale und Aneignung ausdrücklich erfragt werden.

Im besonderen Maße gilt für die Aneignung, dass die Äußerungen des Patienten kritisch hinterfragt werden müssen, um seine innere Einstellung als Basis der Einschätzung zu nehmen und nicht vordergründig angepasste Äußerungen.

Im Anhang auf S. 123 findet sich ein Interviewleitfaden für das Abhängigkeitsinterview mit vielen Beispielen und Erläuterungen.

Literatur

Arbeitskreis OPD (Hrsg.) (1996): Operationalisierte Psychodynamische Diagnostik. Grundlagen und Manual. Verlag Hans Huber, Bern.

Arbeitskreis OPD (Hrsg.) (2006): Operationalisierte Psychodynamische Diagnostik 2. Grundlagen und Manual. Verlag Hans Huber, Bern.

Balint, M. (1968): Therapeutische Aspekte der Regression. Rowohlt, Reinbek bei Hamburg 1973.

Driessen, M.; Hill, A. (1998): Persönlichkeitsstörung und Alkoholismus. Persönlichkeitsstörungen. Theorie und Therapie 3: 112–118.

Fenichel, Otto (1945): Psychoanalytische Neurosenlehre. Bd. II. Walther, Olten und Freiburg 1977.

Fuchs, T. (2008): Sind psychische Krankheiten Gehirnkrankheiten? In: Vogeley, K.; Fuchs, T.; Heinze, M. (Hrsg.) (2008): Psyche zwischen Natur und Kultur. Pabst Science Publishers, Lengerich: 67–80.

Hopper, E. A. (1995): A Psychoanalytic theory of drug addiction. The International Journal of Psychoanalysis, 76: 1121–1142.

Jellinek, E. M. (1946): The disease concept of alcoholism. Hillhouse Press, New Haven.

Johnson, B. (2003): Psychological Addiction, Physical Addiction, Addictive Character, and Addictive Personality Disorder: A Nosology of Addictive Disorders. In: Canadian Journal of Psychoanalysis Vol. 11, No. 1: 135–160.

Kernberg, O. F. (1975): Borderline Störungen und pathologischer Narzißmus. Suhrkamp, Frankfurt 1979.

Khantzian, E. J. (1985): The self medication hypothesis of addictive disorders. American Journal of Psychiatry, 142: 1259–1264.

Khantzian, E. J. (1995): Self regulation vulnerabilities in substance abusers: Treatment implications. In: Dowling, S. (ed.): The Psychology and Treatment of Addictive Behaviour. Madison CT International Universities Press, Boston: 17–42.

Khantzian, E. J: (1997): The self medication hypothesis of substance use disorders. A reconsideration and recent applications. Harvad Review of Psychiatry, 4: 231–244.

Khantzian, E. J: (2003): Understanding addictive vulnerability. Neuropsychoanalysis, 5: 1.

Krause, R. (1997): Allgemeine Psychoanalytische Krankheitslehre Bd. I: Grundlagen. Kohlhammer, Stuttgart/Berlin/Köln.

Krystal, H.; Raskin, H. (1970): Drug dependence. Aspects of ego-function. Wayne State University Press, Detroit.

Krystal, H. (1988): Integration and Self-Healing. Affect, Trauma, Alexithymia. The Analytic Press, Hillsdale NJ.

Krystal, H. (1995): Disorders of emotional development in addictive behaviour. In: Dowling, S. (ed.): The Psychology and Treatment of Addictive Behaviour. Madison CT International Universities Press, Boston: 65–100.

Kunzke, D.; Strauß, B.; Burscheidt, W. (2002): Zur Wirksamkeit der psychoanalytisch orientierten Gruppenpsychotherapie des Alkoholismus – Literaturübersicht. In: Gruppenpsychotherapie und Gruppendynamik, 38: 53–70.

Lindner, W. V. (1998): Psychodynamik der Sucht. In: Persönlichkeitsstörungen. Theorie und Therapie 3/98: 125–134. Schattauer, Stuttgart.

Marquardt, K. (2004): Zur Persönlichkeits- und Konfliktstruktur von aktuellen und ehemaligen Ecstasykonsumenten: eine empirische Studie mit der Operationalisierten Psychodynamischen Diagnostik an 61 Ecstasykonsumenten und 59 Kontrollen. Dissertation Fachbereich Medizin der Universität Hamburg.

Miller, W. R.; Rollnick, S. (1999): Motivierende Gesprächsführung. Lambertus, Freiburg im Breisgau.

Nitschke, B. (2008): Sigmund Freud, Kokain und die Anfänge der Psychoanalyse. In: Bilitza, K. W. (Hrsg.): Psychodynamik der Sucht. Beiträge zur Theorie. Vandenhoeck & Ruprecht, Göttingen: 25–50.

Nitzgen, D. (2003): Sucht als Abwehrorganisation. Perspektiven einer operationalisierten psychodynamischen Diagnostik der Sucht. Suchttherapie 2, 6/03, 4. Jg.

Nitzgen, D. (2008): Psychoanalytische und psychiatrische Perspektiven einer Klassifikation der Suchterkrankungen unter besonderer Berücksichtigung der Komorbidität. In: Bilitza, K. W.: Psychotherapie der Sucht. Psychoanalytische Beiträge zur Praxis. Vandenhoeck & Ruprecht, Göttingen: 31–50.

Nitzgen, D. (2008): Das Gleiche ist nicht das Selbe. In: Knott, H. (Hrsg.): Gruppentherapie. Pabst Science Publisher, Lengerich, 81 (2008) 3: 220–224:

Nitzgen, D.; Brünger, M. (2000a): Operationalisierte Psychodynamische Diagnostik in der Rehabilitationsklinik Birkenbuck: Einsatz und Befunde. In: Schneider, W.; Freyberger, H. J. (Hrsg.): Was leistet die OPD – Empirische Befunde und klinische Erfahrungen mit der Operationalisierten Psychodynamischen Diagnostik. Verlag Hans Huber, Bern: 229–237.

Nitzgen, D.; Brünger, M. (2000b): Welche Patienten beenden die Behandlung irregulär? In: Fachverband Sucht e. V. (Hrsg.): Indikationsstellung und Therapieplanung bei Suchterkrankungen. Neuland Verlagsgesellschaft, Geesthacht.

Prochaska, J. O.; DiClemente, C. C. (1982): Transtheoretical therapy: Toward a more integrative model of change. Psychotherapy: Theory, Research, and Practice, 19: 276–288.

Reymann, G.; Zbikowski, A.; Martin, K.; Tetzlaff, M.; Janssen. P. L. (2000): Erfahrung mit der Anwendung von Operationalisierter Psychodynamischer Diagnostik bei Alkoholkranken. In: Schneider, W.; Freyberger, H.-J.: Was leistet die OPD? Empirische Befunde und klinische Erfahrungen mit der Operationalisierten Psychodyamischen Diagnostik. Verlag Hans Huber, Bern: 229–237.

Reymann, G.; (2002). Evidenzbasierte Psychotherapie Alkoholabhängiger: Der Beitrag psychodynamischer Therapieverfahren. In: Sucht. Zeitschrift für Wissenschaft und Praxis. Deutsche Hauptstelle für Suchtfragen (DHS), Deutsche Gesellschaft für Suchtforschung und Suchttherapie (Hrsg.). Volume 48, No. 3 (2002): 182–190.

Rudolf, G. (2011): Psychodynamische Psychotherapie. Schattauer, Stuttgart.

Rudolf, G.; Grande, T.; Dilg, R.; Jakobsen, T.; Keller, W.; Oberbracht, C.; Pauli-Magus, C.; Stehle, S.; Wilke, S. (2002): Structural changes in psychoanalytic therapies – the Heidelberg-Berlin Study of longterm psychoanalytic therapies (PAL). In: Leuzinger-Bohleber, M.; Target, M. (eds.): Outcomes of psychoanalytic treatment. Persepectives for therapists and researchers. Whurr Publishers, London.

Rudolf, G.; Grande, T.; Oberbracht, C. (2000): Die Heidelberger Umstrukturierungsskala. Ein Modell der Veränderung in psychoanalytischen Therapien und seine Operationalisierung in einer Schätzskala. Psychotherapeut, 45 (2000): 237–246.

Sporn, H. (2002): Suchttherapie und Psychotherapie der Grundstörung. Z. f. Individualpsychologie, 27: 26–40.

Sporn, H. (2003): Skala Subjektive Aneignung der Suchterkrankung – Unveröffentlichtes Manual Fachklinik Langenberg.

Sporn, H. (2005): Aneignung der Suchterkrankung – Ein Konzept und ein Instrument zu seiner Erfassung. Psychotherapeut, 50: 347–353.

Thomasius, R.; Weiler, D.; Sack, P.-M.; Schindler, A.; Gemeinhardt, B.; Schuhbert, C.; Küstner, U. (2001): Validität der Operationalisierten Psychodynamischen Diagnostik (OPD) bei familientherapeutisch behandelten Drogenabhängigen im adoleszenten und jungen Erwachsenenalter. Psychotherapie, Psychosomatik und Medizinische Psychologie, 51 (9–10): 365–372.

Voigtel, R. (1996): Die Überlassung an das unbelebte Objekt. Zur begrifflich-diagnostischen Abgrenzung der Sucht. In: Psyche, Heft 8, 50. Jg. Klett-Cotta, Stuttgart: 715–742.

Wälder, R. (1930): Das Prinzip der mehrfachen Funktion. Bemerkungen zur Überdeterminierung. In: Wälder, R. (1980): Ansichten der Psychoanalyse. Klett-Cotta, Stuttgart: 57–76.

Winnicott, D. W. (1958): Die Fähigkeit zum Alleinsein. In: Winnicott, D. W.: Reifungsprozesse und fördernde Umwelt. Fischer, Frankfurt am Main 1984: 36–45.

Wurmser, L. (2000): Psychodynamische Aspekte der Suchterkrankung. In: Thomasius, R. (Hrsg.): Psychotherapie der Suchterkrankungen. Thieme, Stuttgart: 40–54.

Anhang

Empirische Studien zur OPD bei Abhängigkeitserkrankungen

Im Folgenden findet sich eine Übersicht über bereits durchgeführte Studien unter Verwendung der OPD bei Patienten mit Abhängigkeitserkrankungen.

Es handelt sich um die Studien von:

- Reymann et al. (2000), Reymann (2002)
- Nitzgen und Brünger (2000a, b)
- Thomasius et al. (2001)
- Marquardt (2004).

In den Studien wurden OPD-Befunde unter unterschiedlichen Bedingungen und zu unterschiedlichen Erhebungszeitpunkten erhoben.

Reymann (2002; Reyman et al., 2000) untersuchte 23 Alkoholabhängige in einer psychiatrischen Klinik gegen Ende eines qualifizierten Entzugs. Diese waren stärker motiviert für eine Psychotherapie als zu einer somatischen Behandlung, zudem zeigten sie mehrheitlich keine strukturellen Störungen. Der «Selbstwertkonflikt» (K4 nach OPD 1) war der häufigste Konflikt und «Abhängigkeit versus Autonomie» (K1 nach OPD 1) der zweithäufigste (S. 233).

Im Bereich Struktur (Reymann et al., 2000) hatten die 22 männlichen Alkoholabhängigen auf einer offenen Entgiftungsstation Schwächen im Bereich «Selbststeuerung» (M = 2,32) und bei der «Objektwahrnehmung» (M = 2,44), dabei bedeutet 2 «mäßig» und 3 «gering integriert».

Nitzgen und Brünger (2000a) untersuchten 171 männliche Alkoholabhängige in der ersten Woche ihrer Rehabilitation.

«Abhängigkeit versus Autonomie» (K1 nach OPD 1) war bei 57 % der Patienten der wichtigste Konflikt in der Patientengruppe (S. 242). Den niedrigsten Strukturwert wiesen sie im Bereich der Selbststeuerung auf (M = 2,3).

Nitzgen und Brünger (2000b) untersuchten zudem 348 Patienten mit der Erstdiagnose Alkoholabhängigkeit hinsichtlich irregulär beendeter stationärer Therapien. Die Gesamtgruppe hatte als vorherrschende Konflikte Abhängigkeits-/Autonomiekonflikte (52,8 %), Selbstwertkonflikte (43,2 %) sowie Versorgungs-/Autarkiekonflikte (33,3 %) und Unterwerfungs-/Kontrollkonflikte (29,6 %). Patienten mit irregulär beendeten Therapien wiesen (M = 2,4 versus Vergleichsgruppe M = 1,8) verstärkt Konflikte um Abhängigkeit/Autonomie auf. Darüber hinaus verweisen die Autoren auf Besonderheiten bei der relativ kleinen Gruppe von Patienten, die auf therapeutischen Rat die Behandlung beendeten.

Nitzgen (2008) fasst zusammen, dass es sich seiner Einschätzung nach auf Basis der 348 untersuchten Patienten bei Alkoholabhängigen um eine symptomspezifisch homogene, psychodiagnostisch aber heterogene Gruppe handelt.

Thomasius et al. (2001) berichten von Befunden mit adoleszenten und jungen erwachsenen Drogenabhängigen und ihren Familien vor Beginn einer ambulanten Familientherapie (n = 54).

Die Konflikte «Autonomie versus Abhängigkeit» (K1 nach OPD 1) und der «Selbstwertkonflikt» (K4 nach OPD 1) waren die häufigsten. Strukturell wiesen die Patienten ein Niveau vergleichbar mit Neurose-Patienten auf. Zudem konnte gezeigt werden, dass der Selbstwertkonflikt mit einem eher niedrigen Strukturniveau verbunden war. Hier könnte aber auch die diagnostisch schwierige Unterscheidung zwischen Selbstwertkonflikt und Selbstwertregulierung eine Rolle spielen.

Von Marquardts (2004) 120 Probanden waren zum Zeitpunkt der Befunderhebung 30 drogenabstinent, 29 in einer Phase polytoxikomanen Drogenkonsums ohne Ecstasygebrauch, 31 nach zurückliegendem Ecstasygebrauch (mind. 20 Wochen kein Gebrauch) und 30 in einer Phase mit aktuellem Ecstasykonsum (Konsum in den letzten 20 Wochen).

Der aktuelle oder zurückliegende Konsum von Ecstasy war nach Marquardt (2004) beim Vergleich der 61 Ecstasykonsumenten mit den 59 Probanden der Kontrollgruppe verbunden mit einer höheren Ausprägung des Schweregrads des psychischen Befundes (Achse 1). Zudem ging er einher mit einer erhöhten Bedeutung des Konflikts «Abhängigkeit versus Autonomie» (K1 nach OPD 1) mit ausgeprägter, durch Nähe und/oder Distanz ausgelöster Angst. Die Möglichkeit, dass diese Erhöhung schon vor dem Konsum vorhanden war, wird diskutiert. Es wird für möglich gehalten, dass der Ecstasykonsum zur Kompensation im Sinne einer Selbstmedikation erfolgte. Die Konsumenten wiesen im Mittel ein insgesamt gutes Strukturniveau auf, dennoch zeigen sie im Bereich «Selbststeuerung» ein geringeres Integrationsniveau als allgemein (S. 52).

Interviewleitfaden für das Abhängigkeitsinterview

Der Leitfaden versteht sich als Ergänzung zum OPD-Manual und soll dazu dienen, das OPD-Interview auch bei Abhängigkeitserkrankungen möglichst differenziert und vollständig durchführen zu können. Die Form des halbstrukturierten psychodynamischen OPD-Interviews soll grundsätzlich beibehalten werden:

- Eröffnungsphase
- Beziehungsepisoden
- Selbsterleben
- Objekterleben.

In der Praxis dürfte es aber bei Abhängigkeitserkrankungen notwendig sein, an vielen Stellen ausdrücklicher nachzufragen, als das beim OPD-Interview üblich ist. Häufig ist es auch unumgänglich, gleich zu Anfang an die Suchtmittelproblematik anzuknüpfen (z. B. wenn das Interview in einer Suchtklinik stattfindet). Dieses Vorgehen bietet meist einen guten Einstieg ins Gespräch, es schränkt allerdings die offene szenische Gestaltung des Interviews ein.

Die Informationen für die verschiedenen Instrumente des Moduls Abhängigkeitserkrankungen sollen keineswegs nacheinander exploriert werden, sondern in einem flexibel geführten Interview erhoben werden. Oft empfiehlt es sich allerdings, bei den konkreten Äußerungsformen des Suchtverhaltens zu beginnen und von dort zur Erfassung der psychischen Verarbeitung der Problematik voranzuschreiten. Im Folgenden werden Ansatzpunkte und Formulierungen für die Exploration der spezifischen Inhalte des Moduls angeboten. Auch wenn sie auf die einzelnen Instrumente Bezug nehmen, können sie je nach Ablauf des Interviews an unterschiedlichen Stellen eingesetzt werden.

Hinweis: Bei den folgenden Beispielen werden häufig die Ausdrücke «Konsum» bzw. «konsumieren» benutzt. Im konkreten Fall empfiehlt es sich, stattdessen von «trinken», «Cannabis rauchen» usw. zu sprechen.

Ebenso sollte an die Stelle von «(Suchtmittel)» das Mittel eingesetzt werden, um das es jeweils geht: Alkohol, Amphetamine usw.

Sinngemäß das Gleiche gilt für den Ausdruck «(Person)».

Eröffnung

Mit zunehmender Spezifität bieten sich folgende Möglichkeiten an:

- «Ich möchte gerne verstehen, wie Ihr persönliches Problem aussieht und wie Sie selbst es erleben. Fangen wir doch beim Naheliegenden an: Was hat den Anstoß dazu gegeben, dass Sie sich jetzt zu einer Behandlung entschlossen haben/sich für eine Behandlung interessieren, in der es auch um Ihren Konsum von (Suchtmittel) geht?»
- «Habe ich es richtig verstanden: Es geht bei Ihnen auch um den Konsum von (Suchtmittel), können Sie mir etwas mehr darüber sagen?»
- «Jeder Mensch hat seine ganz eigene Art, (Suchtmittel) zu konsumieren. Das fängt damit an, was und wie viel er nimmt, wie er es macht, und hört auf bei dem, was er anschließend fühlt und wie er sich verändert. Könnten Sie mir Ihre persönliche Art schildern?»

Suchtverhalten und -entwicklung

- «Wie viel (Suchtmittel) haben Sie denn zuletzt an einem durchschnittlichen Tag konsumiert?»
- «Wie haben Sie das denn normalerweise gemacht?»
- «Ist Ihre Art zu konsumieren über die letzten Jahre gleich geblieben oder hat sie sich verändert?»

Bei wahrgenommenerer Veränderung:
Weitere Exploration zu Mengensteigerung, Entzugserscheinungen, Übergang zu anderen Mitteln, Veränderung des Konsummusters.

- «Was meinen Sie, hat sich Ihr Leben durch den Konsum verändert?»
  Wenn ja: «Inwiefern?»

Bei wahrgenommener Verschlechterung:
- «Seit wann ist Ihr Konsum Ihrer Meinung nach ein Problem?»
- «Was hat denn darunter gelitten?»

Weitere Exploration zu Schädigungen:
- «Manche Menschen machen unter (Suchtmittel) Dinge, die sie sonst nicht tun würden. Hat es so etwas bei Ihnen gegeben?»

Wenn ja: Weitere Exploration zu aggressivem Verhalten, Straftaten, aber auch Selbstverletzungen, Suizidversuchen usw.

Sozialer Kontext von Suchtverhalten und Behandlung

Eröffnung

- «Lassen Sie uns auch einmal auf die Welt um Sie herum schauen.»
- «Fangen wir doch beim ganz Persönlichen an. Welche Menschen gibt es eigentlich, die Ihnen persönlich wichtig sind?»

Bei konkreten Nennungen:
- «Was sagt (Person) denn zu Ihrem Konsum?»
- «Hat Ihre Beziehung zu (Person) sich durch Ihren Konsum verändert?»
  Weitere Exploration zu Einbindung des Konsums in das soziale Umfeld, Konsumverhalten der unmittelbaren Bezugspersonen, sozialen Schädigungen, verlangten Änderungsschritten.

Wenn niemand genannt wird:

- «War das immer so oder gab es mal jemanden, der/die Ihnen wichtig war?»
- «Ist Ihre Beziehung zu (Person) auch aufgrund Ihres Konsums zu Ende gegangen?»
- «Sind Sie berufstätig?»

Wenn ja:

- «Was machen Sie denn?»
- «Hat sich Ihr Konsum auf Ihre berufliche Tätigkeit ausgewirkt?» Weitere Exploration zu Arbeitsleistung, Beziehungen zu Kollegen und Vorgesetzten, Abmahnungen, Herabstufungen, Behandlungsauflagen.

Wenn nein:

- «Dass Sie jetzt ohne Arbeit sind, hat das etwas mit Ihrem Konsum zu tun?»

Auflagen

- «Bei manchen Menschen gibt der Verlust des Führerscheins oder auch ein Gericht den Anstoß dazu, sich mit ihrem Konsum auseinanderzusetzen. Das muss gar nichts Schlechtes für den Behandlungserfolg bedeuten. Liegt bei Ihnen so etwas vor?»

Bei vorliegenden direkten oder indirekten Behandlungsauflagen:

- «Wie finden Sie das denn selbst, dass (Person, Instanz) Ihnen so die Pistole auf die Brust setzt?»

Auseinandersetzung mit der Abhängigkeit

- «Was meinen Sie selbst, haben Sie ein Problem mit (Suchtmittel)?»

Wenn nein:

- «Wie ist denn Ihre eigene Meinung dazu?»

Wenn ja:

- «Wieso meinen Sie selbst, dass das ein Problem ist?»
- «Haben Sie sich mal Gedanken gemacht, wie es kommt, dass Sie ein Problem mit (Suchtmittel) bekommen haben?»

Weitere Exploration zu subjektiven Erklärungsansätzen, Art und Ausmaß des Einbezugs psychischer Faktoren.

- «Was müsste denn geschehen, damit das Problem gelöst wird?»
  Weitere Exploration, wieweit Änderung von außen oder seitens der eigenen Person erwartet wird.
- «Was haben Sie für die Zukunft vor, was den Konsum von (Suchtmitteln) angeht?
  Weitere Exploration der Absicht zu Reduktion des Konsums, Konsumpause oder Abstinenz; Einbezug anderer Suchtmittel in einen Abstinenzvorsatz.
- «Wenn Sie daran denken, dass Sie abhängig geworden sind, wie geht es Ihnen gefühlsmäßig damit?»
  Weitere Exploration zu Abhängigkeit und Selbstkonzept, Scham- und Schuldgefühl.
- «Wer darf über Ihre Abhängigkeit Bescheid wissen?»

«Wenn Sie nicht mehr konsumieren wollen, machen Sie sich manchmal Gedanken, ob und wie Sie rückfällig werden könnten?»
Wenn ja:

- «Versuchen Sie irgendwie, sich dagegen abzusichern?»
  Weitere Exploration zu subjektivem Rückfallkonzept, Einsicht in Notwendigkeit von Abstinenzvorsorge.
- «Ist Ihnen manchmal danach zumute zu konsumieren?»

Wenn nein:

- «Glauben Sie, das kann überhaupt wieder vorkommen?»
- Wenn ja:
- «Woran merken Sie das?»
- «Was tun Sie dann?»
  Weitere Exploration zu Sensibilität und Ambivalenzfähigkeit gegenüber Rückfallimpulsen, Verfügbarkeit und Flexibilität von Bewältigungsstrategien.

Aspekte der Suchtspirale

Sofern aus der Beantwortung der suchtspezifischen Fragen zu Behandlungsvoraussetzungen und Krankheitserleben noch nicht genügend Informationen zu den Aspekten der Suchtspirale vorliegen, kann durch Fragestellungen der folgenden Art genauer exploriert werden. Es ist allerdings zu bedenken, dass die Aspekte der Spirale nicht ausschließlich aus den unmittelbaren Angaben des Patienten abzuleiten sind. Hinzu kommen objektive Feststellungen des Untersuchers oder aus anderen Quellen (z. B. zur Schädigung) sowie psychologisch ableitbare Schlussfolgerungen (insbesondere zur Funktion).

Funktion: Einleitung

- «Die meisten Menschen, die später ein Problem mit (Suchtmittel) bekommen haben, haben am Anfang etwas von ihrem Konsum gehabt.»
- «Wissen Sie noch, was bei Ihnen am Anfang gut war mit dem Konsum von (Suchtmittel)?»

Bei positiver Antwort:

- «War das bis zuletzt der hauptsächliche Auslöser des Konsums, oder hat sich das im Lauf der Zeit geändert?»
  Weitere Exploration zu Spezifität und Veränderung der Auslöser und Wirkungen von Konsum.
- «Kam es vor, dass Ihnen die Probleme mit dem Konsum so zugesetzt haben, dass Sie allein schon deshalb weiter konsumiert haben?»

Gewöhnung

- «Wie sah denn ein typischer Tag aus, an dem Sie konsumiert haben?»
  Weitere Exploration zur Einbindung des Konsums in den Alltag.
- «Gab es Gelegenheiten, bei denen es Ihnen wichtig war, nüchtern zu sein?»

Wenn ja:

- «Welche waren das?»

Konsumsteigerung

- «Hat sich im Laufe der Zeit die Menge an (Suchtmittel) verändert, die Sie normalerweise am Tag konsumiert haben?»
- «Sind Sie zu stärkeren Sorten gewechselt, weil die schneller wirken?»
- «Sie haben ursprünglich ja immer (Suchtmittel) konsumiert. Kam es vor, dass Sie zur Not auch etwas anderes genommen haben?»
- «Sind Sie mit der Zeit ganz zu einem anderen Mittel gewechselt?»

Schädigung

- «Was meinen Sie, hat sich Ihr Konsum auch negativ auf Dinge in Ihrem Leben ausgewirkt?»

Wenn ja:

- «Worauf?»
  Weitere Exploration zu subjektiv wahrgenommenen Schädigungen.

Aneignung der Abhängigkeit

Die Stufen der Aneignungsskala und ihre Konkretisierungen beziehen sich auf mehrere Dimensionen. Die folgenden Fragestellungen sollten im suchtspezifischen OPD-Interview an der einen oder anderen Stelle berücksichtigt werden:

- Wieweit definiert der Patient seinen Konsum als problematisch?
- Welche Haltung nimmt der Patient zu Abstinenzsicherung und Rückfallimpulsen ein?
- Wie setzt der Patient seine Suchterkrankung und seine Eingangsproblematik zueinander ins Verhältnis?
- Wieweit hat der Patient seine Abhängigkeitserkrankung in sein Selbstbild integriert?
- Wie erlebt sich der Patient in trinkenden Zeiten im Vergleich zur Abstinenz?

Zum Teil bauen die Dimensionen psychologisch aufeinander auf, so dass bestimmte abgeleitete Fragestellungen erst dann sinnvoll sind, wenn der Patient bestimmte Aneignungsvorgänge bereits vollzogen hat. Im diagnostischen Gespräch ist es deshalb meistens sinnvoll, zunächst grob abzuschätzen, auf welcher übergeordneten Stufe der Aneignung sich der Patient zurzeit befindet, und dann gegebenenfalls spezifische Informationen zu denjenigen Aspekten einzuholen, die auf der jeweiligen Stufe zu einer Differenzierung beitragen. Vorschläge zu entsprechenden Fragen finden sich oben in der Auflistung. Außerdem bietet die Checkliste «Einschätzung der subjektiven Aneignung der Abhängigkeit» im Anhang auf S. 133 für die Auswertung des Interviews nach dem Aneignungskonzept eine ausführliche Liste von Fragestellungen und der Bedeutung möglicher Antworten. Aus den aufgeführten Inhalten lassen sich bei Bedarf weitere Formulierungen für das Interview ableiten.

Einschätzung der subjektiven Aneignung der Abhängigkeit

Die folgenden Kriterien bieten Hinweise auf den Stand des Patienten in seinem Aneignungsprozess. Die abschließende Einschätzung sollte ganzheitlich erfolgen und die verschiedenen Indikatoren zueinander in Beziehung setzen.

Wie definiert der Patient seinen Konsum?	**Hinweis auf Stufe**
als unproblematisch	1
als problematisch, aber grundsätzlich reversibel	2
als irreversibel unkontrollierbar	3 oder höher
Welche Haltung nimmt der Patient zu Abstinenzsicherung und Rückfallimpulsen ein?	**Hinweis auf Stufe**
Patient sieht die Aufrechterhaltung seiner Abstinenz ausschließlich als ein Ergebnis seiner Willensanstrengung.	3
Patient bezieht weitere Faktoren, die seine Abstinenz erschweren oder fördern, in seine Betrachtung ein.	4 oder höher
Erlebt der Patient in Abstinenzzeiten bewusst Impulse zum Suchtmittelkonsum, ohne ihnen im Verhalten nachzukommen?	**Hinweis auf Stufe**
nie oder ohne zugestandene emotionale Relevanz	3
ja, mit zugestandener emotionaler Relevanz	4 oder höher
Wenn ja und emotional bedeutungsvoll: – verurteilend	4

Wenn ja und emotional bedeutungsvoll: – akzeptierend	5 oder 6
Welche Strategien zur Abstinenzsicherung wendet der Patient an?	**Hinweis auf Stufe**
Patient bezieht sich auf ausschließlichen Rekurs auf Willensanstrengung.	3
Patient bezieht sich auf ausschließliches Festhalten an haltgebenden Strukturen.	4
Patient bezieht sich auf flexible, individuell und situativ angepasste Strategien.	5 oder 6
Patient beobachtet sich hinsichtlich seiner inneren Befindlichkeit und zieht daraus Schlüsse hinsichtlich Rückfallgefährdung und Abstinenzsicherung.	5 oder 6
Wie setzt der Patient seine Abhängigkeitserkrankung und seine psychische Ausgangsproblematik zueinander ins Verhältnis?	**Hinweis auf Stufe**
Patient bezieht sich ausschließlich/vorwiegend auf seine psychische Ausgangsproblematik und stellt sein Suchtmittelproblem als weniger bedeutsame Folgeerscheinung dar.	1 oder 2
Patient vermittelt die Erwartung, dass sich mit der Behebung seiner psychischen Ausgangsproblematik sein Suchtmittelproblem erledigen würde.	2
Patient erkennt zwar seine Unfähigkeit zu mäßigem Konsum an, stellt aber jede Verbindung seiner Abhängigkeit zu psychischen Hintergrundfaktoren in Abrede.	3
Patient bemüht sich, seine psychische Hintergrundproblematik zu bearbeiten, um auf diese Weise seine Abstinenz zu sichern.	5 oder 6
Patient ist bei Anerkennung der fortbestehenden Abhängigkeitserkrankung zu einer subjektiv befriedigenden psychischen Ausgeglichenheit gelangt.	6

Wie bezieht der Patient affektiv Stellung, wenn es darum geht, sich selbst als abhängig (unfähig zu kontrolliertem Konsum) zu betrachten?	**Hinweis auf Stufe**
Er weist es kategorisch und ohne jeden Ansatz zur Auseinandersetzung zurück, sich mit dieser Fragestellung überhaupt zu befassen.	1
Er lehnt es ab, sich als abhängig zu sehen. Es gibt aber Anzeichen, dass er selbst mit dieser Fragestellung ringt.	2
Er sieht sich als abhängig und idealisiert in undifferenzierter Weise seinen Status als «trockener Suchtkranker».	3
Er sieht sich als abhängig. Er verarbeitet es schambesetzt und mit Selbstabwertung.	4
Er sieht sich als abhängig. Er setzt sich offenbar differenziert damit auseinander, was das für seine Selbstsicht bedeutet.	5 oder 6
Er sieht sich als suchtkrank. Er kann sich in nachvollziehbarer Weise mitsamt seiner Suchterkrankung wertschätzen, ohne die negativen Aspekte auszublenden.	6
Wie erlebt der Patient sich selbst in konsumierenden Zeiten im Vergleich zur Abstinenz? (Voraussetzung: Abstinenzerfahrung vor der aktuellen Behandlung)	**Hinweis auf Stufe**
Er empfindet sich als zwei völlig unterschiedliche Personen. Die abstinente Seinsweise idealisiert er, die konsumierende entwertet er. Seine konsumierende Lebensform erlebt er als vergangen und endgültig überwunden.	3
Er nimmt wahr, dass Impulse und Eigenarten, die er konsumierend auslebt, auch dann in ihm lebendig sind, wenn er abstinent ist. Er lehnt sie aber innerlich ab und bekämpft sie.	4
Er erkennt an, dass Impulse und Eigenarten, die er konsumierend auslebt, in ihm auch in seiner nüchternen Lebensform lebendig sind. Er akzeptiert sie als grundsätzlich zu ihm selbst gehörend und bemüht sich, sie in seine Persönlichkeit zu integrieren.	5
Er erkennt an, dass Impulse und Eigenarten, die er konsumierend auslebt, in ihm auch in seiner nüchternen Lebensform lebendig sind. Er akzeptiert sie als zu ihm selbst gehörend. Offenbar ist es ihm weitgehend gelungen, sie in seine Persönlichkeit zu integrieren.	6

Erhebungsbogen Abhängigkeitserkrankungen

Operationalisierte Psychodynamische Diagnostik (OPD-2) Erhebungsbogen Abhängigkeitserkrankung

Pat.-Code: ______________________	Geschlecht: W _____ M _____
Alter: __________ Rater: ______________	Datum: ______________________

Ergänzendes Modul (suchtspezifische Items)	nicht/ kaum		mittel		sehr hoch	nicht beurteilbar
	⓪	①	②	③	④	⑨

Objektivierende Bewertung der Erkrankung/des Problems

1. Gegenwärtige Schwere der Störung/des Problems							
1.S1	Art und Applikation des Suchtmittels	⓪	①	②	③	④	⑨
1.S2	Aktuelle Suchtproblematik	⓪	①	②	③	④	⑨
1.S3	Frühere Suchtproblematik	⓪	①	②	③	④	⑨
1.S4	Schweregrad der andauernden körperlichen Schädigung	⓪	①	②	③	④	⑨
1.S5 1.F3	Schweregrad von delinquentem und/ oder antisozialem Verhalten	⓪	①	②	③	④	⑨
2. Dauer der Störung/des Problems							
2.S1	Alter bei Erstmanifestation von problematischem Konsum des vorherrschenden Suchtmittels	in Jahren	➔	____			⑨
2.S2	Alter bei Erstmanifestation von problematischem Konsum eines anderen (früheren) Suchmittels	in Jahren	➔	____			⑨
2.S3	Dauer des problematischen Konsums	< 6 Monate	6–24 Monate	2–5 Jahre	5–10 Jahre	> 10 Jahre	⑨
Extra	Phasen der Alkoholabhängigkeit ① = Frühphase, ② =Prodromalphase, ③ = Kritische Phase, ④ = Chronische Phase	⓪	①	②	③	④	⑨

Krankheitserleben, -darstellung und -konzepte des Patienten

5. Veränderungskonzepte des Patienten							
5.S1	Subjektive Anerkennung der Abhängigkeitserkrankung	⓪	①	②	③	④	⑨
5.S2	Behandlungsziel der Institution	Abstinenz ①			Modifikation ②		⑨
5.S3	Einstellung zum Behandlungsziel	⓪	①	②	③	④	⑨

Veränderungsressourcen/Veränderungshemmnisse

6. Veränderungsressourcen							
6.S1	Offenheit zur Auseinandersetzung	⓪	①	②	③	④	⑨
6.S2	Ausmaß sozialer Aufforderungen	⓪	①	②	③	④	⑨
6.S3	Einstellung zu den sozialen Aufforderungen	⓪	①	②	③	④	⑨
6.S4	Ausmaß der formalen Aufforderungen (Art im Kommentarfeld notieren)	⓪	①	②	③	④	⑨
6.S5	Einstellung zu den formalen Aufforderungen	⓪	①	②	③	④	⑨
7. Veränderungshemmnisse							
7.S1	Ausmaß der familiären Abhängigkeitsbelastung (Primärfamilie)	⓪	①	②	③	④	⑨
7.S2	Ausmaß der familiären Abhängigkeitsbelastung (aktuelle Fam./Beziehung)	⓪	①	②	③	④	⑨
7.S3	Aktuelle psychosoziale Belastung	⓪	①	②	③	④	⑨

Die Suchtspirale

<table>
<tr>
<td>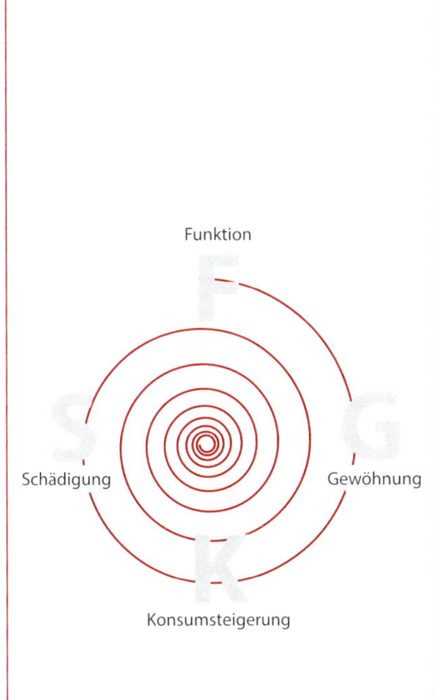
</td>
<td>

Funktion:
konkrete komp. Funktion des Mittels
- somatische Probleme (z. B. Schmerz)
- psychische Probleme (z. B. Konflikte, Strukturdefizite)
- psychosoziale Probleme (z. B. Arbeitslosigkeit)

Gewöhnung:
Gewöhnung an den Suchtmittelgebrauch
- Alltagsituationen
- subjektive Wichtigkeit
- Inkaufnahme von Nachteilen

Konsumsteigerung:
Art & Ausmaß der Konsum- bzw. Dosissteigerung
- häufigerer Konsum
- schwererer Konsum
- Verwendung weiterer Stoffe

Schädigung:
Erkennbare dauerhafte Schädigung
- körperlich
- psychisch
- psychosozial

</td>
</tr>
</table>

A. S.Text: Formulierung der Suchtspirale

Beschreiben Sie bitte,		**OPD-2-Fokus**
… welche konkrete **Funktion** das Suchtmittel im Leben des Pat. hat: ↓	________________	________
… welche **Gewöhnung** im Alltag sich daraus ergeben hat: ↓	________________	________
… wie es dadurch zur **Konsumsteigerung** kommt: ↓	________________	________
… welche dauerhafte **Schädigung** dadurch entstanden ist: ↓	________________	________
… wie die Schädigung die Problematik, die zum Suchtmitteleinsatz führt, weiter verändert:	________________	________

Verselbständigung der Abhängigkeit		nicht/ kaum		mittel		sehr hoch	nicht beurteilbar
A.S1	Psychodynamische Funktion	⓪	①	②	③	④	⑨
A.S2	Ausmaß der Gewöhnung	⓪	①	②	③	④	⑨
A.S3	Konsumsteigerung	⓪	①	②	③	④	⑨
A.S4	Ausmaß der Schädigung	⓪	①	②	③	④	⑨
A.S5	Ausmaß sekundäre Funktion	⓪	①	②	③	④	⑨
A.S6	**Gesamt:** Verselbständigung der Abhängigkeit	⓪	①	②	③	④	⑨

A.S7: Aneignung der Abhängigkeitserkrankung

Abwehr	Abwehr ohne Problemwahrnehmung	**1**	☐
		1,5	☐
	Abwehr mit Problemwahrnehmung	**2**	☐
		2,5	☐
Akzeptanz	Akzeptanz ohne Konflikterleben	**3**	☐
		3,5	☐
	Akzeptanz mit Konflikterleben	**4**	☐
		4,5	☐
Kompensation	Beginnende Kompensation	**5**	☐
		5,5	☐
	Fortgeschrittene Kompensation	**6**	☐

Bitte tragen Sie hier die aktuelle Stufe ein oder «nicht beurteilbar» ⑨ ↑

Kommentarfeld: